W0258035

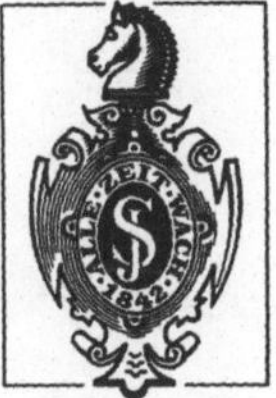

Kernspin-Tomographie in der Medizin

Theorie · Praxis · Klinische Ergebnisse

Herausgegeben von
S. Wende und M. Thelen

Mit 147 Abbildungen

Springer-Verlag
Berlin Heidelberg New York Tokyo 1983

Professor Dr. SIGURD WENDE, Abt. für Neuroradiologie, Universitätsklinik Mainz, Langenbeckstraße 1, 6500 Mainz

Professor Dr. MANFRED THELEN, Institut für klinische Strahlenkunde, Universitätsklinik Mainz, Langenbeckstraße 1, 6500 Mainz

ISBN-13: 978-3-540-12424-5 e-ISBN-13: 978-3-642-69100-3
DOI: 10.1007/978-3-642-69100-3

CIP-Kurztitelaufnahme der Deutschen Bibliothek
Kernspin-Tomographie in der Medizin :
Theorie, Praxis, klinische Ergebnisse
/ hrsg. von S. Wende u. M. Thelen. Unter Mitarb. von L. Alt . . .
- Berlin ; Heidelberg ; New York ; Tokyo : Springer, 1983.
ISBN-13:978-3-540-12424-5

NE: Wende, Sigurd [Hrsg.]; Alt, L. [Mitverf.]

2127/3130-543210

Vorwort

Das zunehmende Interesse an neuen bildgebenden Verfahren, insbesondere an der Kernspin-Tomographie, veranlaßte uns, am 20. November 1982
ein Symposium abzuhalten.

Im Jahre 1972 begann in der Röntgendiagnostik eine neue Ära. Man kann
fast sagen, das Zeitalter der Röntgenologie ging in das Zeitalter der
Computer-Tomographie über. Möglicherweise stehen wir heute wiederum
am Beginn eines neuen Zeitalters: Das Zeitalter der radiologischen
Diagnostik ohne Röntgenstrahlen.

Es handelt sich bei der Kernspin-Tomographie um eine völlig neue pa-
tientenbezogene Forschung, von der wir erst wenige Einzelheiten richtig erklären können. Forschung und technische Entwicklung müssen also
intensiv vorangetrieben werden. Dies bedeutet aber auch, daß die wenigen Geräte, die aufgrund der angespannten finanziellen Situation
in der Bundesrepublik in der nächsten Zeit angeschafft werden können,
optimal eingesetzt werden müssen. Ein derartiges Kernspin-Tomogra-
phie-Gerät kann nicht   e i n e r   Klinik zugeordnet werden, wie es
zum Beispiel bei den ersten Computer-Tomographie-Geräten des Schädels
erfolgte. Dieses Gerät sollte als neues bildgebendes Verfahren von
der Radiologie, also von einem Fach mit größter Erfahrung in inter-
disziplinärer Zusammenarbeit, federführend und verantwortlich betrieben werden. Voraussetzung dabei ist jedoch, daß nicht nur eine optimale Kooperation mit den verschiedenen klinischen Disziplinen besteht, sondern - und darauf kommt es besonders an - auch mit anderen
Institutionen, wie zum Beispiel Kernphysik, Physikalische Chemie,
Biochemie, Molekularbiologie, Datenverarbeitung usw. Nur wenn eine
intensive und optimale interdisziplinäre Zusammenarbeit gewährleistet
ist, werden wir in Zukunft die Möglichkeiten der Kernspin-Tomographie
voll ausschöpfen können.

Verschiedene Namen beschreiben das gleiche Untersuchungsprinzip:
Kernspin-Tomographie, "Nuclear Magnetic Resonance Imaging", Zeugmato-
graphie.

Wir haben absichtlich den Namen "Kernspin-Tomographie" gewählt, denn
bei dem Namen "Nuklear-Magnet-Resonanz-Tomographie" könnte man auf
den Gedanken kommen, daß es sich um eine nuklearmedizinische Untersuchung handelt, also um eine Untersuchung mit radioaktiven Substanzen. Dies ist bekanntlich nicht der Fall.

Mit der Zusammenfassung der Vorträge unserer Tagung versuchen wir,
einen Überblick über die derzeitigen Möglichkeiten des neuen Unter-
suchungsverfahrens zu geben. Diese Vorträge wurden eingeteilt in
Physik, Technik, Fragen der Raumgestaltung und der Wirtschaftlich-
keit und in die Untersuchungsergebnisse der einzelnen Körperregionen.

Wir hoffen, daß damit die heutigen Möglichkeiten der Kernspin-Tomographie aufgezeigt werden.

Unser besonderer Dank gilt den Autoren, denen wir den Erfolg der Tagung verdanken, aber auch dem Springer-Verlag, der die schnelle Herausgabe dieses Buches möglich machte.

Februar 1983   S. Wende

                                                               M. Thelen

Inhaltsverzeichnis

Verzeichnis der Vortragenden

Dr. L. ALT, Firma General Electric Comp., Medical Systems, P.O. Box 414, Milwaukee, Wisc. 53201, USA

Dr. R. BLÜMM, Radiologische Abteilung, Knappschaftskrankenhaus, Bochum-Langendreer, In der Schornau 23/25, 4630 Bochum 7

Dr. R. HAUKE, Firma Toshiba GmbH, Hauptverwaltung, Grafenberger Allee 115-117, 4000 Düsseldorf 1

Dr. W. HEINKELMANN, Firma Picker International, Bärmannstraße 38, 8000 München 60

Dr. J. HEINZERLING, Firma C.H.F. Müller, Alexanderstraße 1, 2000 Hamburg 1

Priv.-Doz. Dr. W. HUK, Neurochirurgische Klinik der Universität Erlangen-Nürnberg, Schwabachanlage 6, 8520 Erlangen

W. HUNTER, PHD, MD, Technicare Imaging Ltd., Technicare House, Butlers Leap, Rugby CV21 3RQ, England

ELAINE KEELER, Ph.D., Apartment 121, 6805 Mayfield Road, Mayfield Heights, Ohio 44124, USA

Prof. Dr. H. KRESSE, Firma Siemens AG, Bereich Med. Technik, RGM, Henkestraße 127, 8520 Erlangen

Priv.-Doz. Dr. M. MEVES, Deutsche Klinik für Diagnostik, Aukammallee 33, 6200 Wiesbaden 1

Dr. H.-P. NIENDORF, Firma Schering AG, Müllerstraße 170-178, 1000 Berlin 65

Dr. W. RÖDL, Medizinische Klinik der Universität Erlangen, Diagnostische Röntgenabteilung, Krankenhausstraße 12, 8520 Erlangen

H. SCHAAF, Firma Sonotron GmbH, Dieselstraße 5, 8046 Garching

Dr. G. SCHUIERER, Radiologisches Zentrum, Abteilung Diagnostik, Klinikum Nürnberg, 8500 Nürnberg

Prof. Dr. M. THELEN, Institut für Klinische Strahlenkunde, Universitätskliniken Mainz, Langenbeckstraße 1, 6500 Mainz

Prof. Dr. S. WENDE, Abteilung für Neuroradiologie, Universitätskliniken Mainz, Langenbeckstraße 1, 6500 Mainz

B.S. WORTHINGTON, Professor of Diagnostic Radiology, The University of Nottingham, Dept. of Human Morphology, University Hospital and Medical School, Clifton Boulevard, Nottingham NG7 2 UH, England

X

Prof. Dr. E. ZEITLER, Radiologisches Zentrum, Abteilung Diagnostik, Klinikum Nürnberg, 8500 Nürnberg

DR. ZIEDSES DES PLANTES jr., Radiologische Abteilung der Kliniken Leyden, Rijnsburger Weg 10, NL-2333 Leyden

Einführung in das Prinzip der Kernspintomographie

H. KRESSE

1. Einleitung

Diagnostische Bilder zeigen zwei- oder dreidimensionale Verteilungen von räumlich entsprechend verteilten Objekteigenschaften.

Bei der Röntgenaufnahme wird ein dreidimensionales Körpergebiet flach abgebildet. Genauer: die Dichteverteilung wird auf eine Ebene projiziert, in Grauwerte umgesetzt und als Bild ausgewiesen.

Der Diagnostiker sucht die krankhafte Veränderung. Es wäre ihm am liebsten, wenn er sie am unverletzten Patienten so sehen könnte, wie der Chirurg sie sieht oder der Anatom. Genau genommen gehen seine Wünsche noch weiter. Er möchte auch die Konsistenz sehen und den Elastizitätsmodul und er möchte eigentlich auch wissen, ob im Untersuchungsgebiet etwa Stoffwechselvorgänge in einer Art ablaufen, die gefährlich ist.

Es ist bisher kein Abbildungsverfahren gefunden worden, das alle Wünsche erfüllt. Die große Bedeutung der Radiologie basiert auf der Tatsache, daß die Dichteverteilung sehr gut mit der anatomischen Kontur und Struktur übereinstimmt. Die Fortschritte der letzten 20 Jahre haben uns indessen durch ergänzende Verfahren der Idealvorstellung einer bildgebenden Diagnostik nähergebracht: die Endoskopie zeigt Farben und Formen, die Röntgen-Computertomographie bringt gute Weichteilkontrastauflösung einer Schicht, Ultraschall-Echoverfahren bilden Grenzflächen ab, die man, wenn man mit höchster Empfindlichkeit und entsprechend kleinen Fingern palpieren könnte, fühlen würde.

Ich will über _das_ neue Verfahren ausführlicher sprechen, das im Mittelpunkt dieses Symposiums steht: die Kernspintomographie (NMR-CT). Sie wird sehr wahrscheinlich die Möglichkeiten der Gewebedifferenzierung im Bild noch weiter verbessern und auch Informationen über Konsistenz _und_ biochemisches Verhalten liefern.

2. Entstehung des Kernspinresonanzsignales

Bestimmte Arten von Atomkernen rotieren um ihre eigene Achse. Zu diesen Arten gehört auch der einfachste aller Kerne, der Wasserstoffkern, der nur aus einem Proton besteht. Die Eigenrotation wird Spin genannt. Das Proton trägt eine elektrische Ladung. Sie wird durch die Rotation bewegt. Das ergibt ringförmige Strombahnen. Jeder elektrische Strom, auch dieser Ringstrom, baut ein Magnetfeld auf. Ich fasse die genannten Phänomene zusammen, das Bild 1 faßt sie auch zusammen: Atomkerne mit Spin haben die Eigenschaften eines Kreisels und einer Magnetnadel.

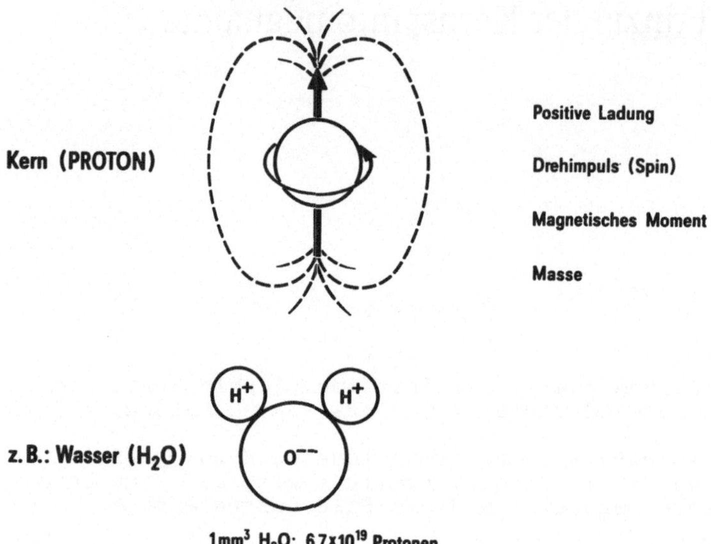

Bild 1. Physikalische Charakterisierung des Kerns

Da die Kernspintomographie aus der Tiefe des unverletzten Patienten gewebecharakterisierende Informationen bringen soll, ist die Magnetnadeleigenschaft von Atomkernen sehr willkommen, zum einen, weil Magnetfelder den Raum durchdringen, also aus dem Patienten herausschauen können, und zum anderen, weil sie sich, wenn sie variabel sind, z. B. in einer Spule selbst nachweisen. In dieser Spule wird dann eine elektrische Spannung erzeugt, induziert.

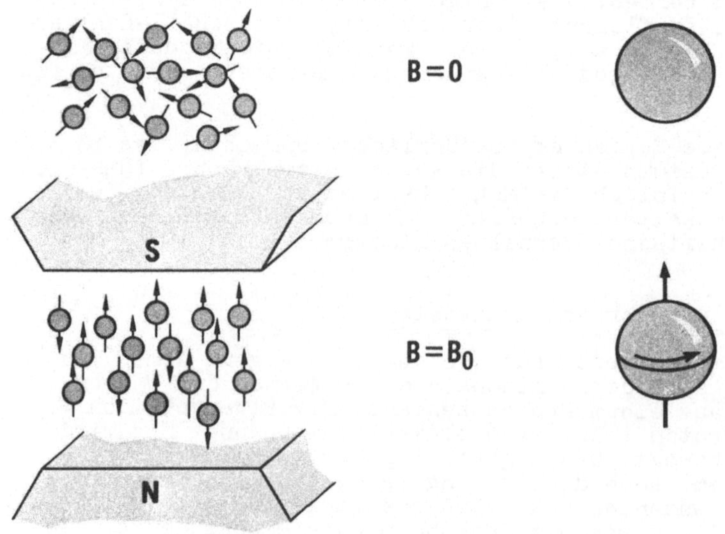

Bild 2. Entstehung der Kernmagnetisierung

Aber: Es läßt sich ohne weiteres kein von den Kernen herrührendes
äußeres Magnetfeld finden. Diese Situation ist im Bild 2 oben links
angedeutet. Die Kernmagnetnadeln zeigen gewöhnlich in die verschiedensten Richtungen und heben sich damit in ihren Wirkungen auf. Das
ändert sich erst, wenn man sie wie Kompaßnadeln mit Hilfe eines zusätzlichen Magnetfeldes (Bild 2, unten links) ausrichtet. Der Vergleich mit den Kompaßnadeln trifft übrigens nicht richtig zu, weil
sich die Kernmagnetnadeln zwar parallel zum Hilfsfeld einstellen,
aber zum Teil in dessen Nordrichtung und zum Teil in seine Südrichtung zeigen. Die Richtungsverteilung ist sogar ziemlich ausgeglichen: Nur ein einziges Proton von 10 Millionen Protonen kann sich
mit seinem Magnetfeld auswirken, weil es <u>nicht</u> kompensiert ist.
Aber das reicht, weil im menschlichen Körper sehr viele Protonen
vorhanden sind, in einem Kubikmillimeter ungefähr 5 mal 10^{19} Stück.
Somit kann dieses Gewebevolumen eine Physik liefern, die der Masse
und der Magnetisierung von 5 mal 10^{12} Protonen entspricht.

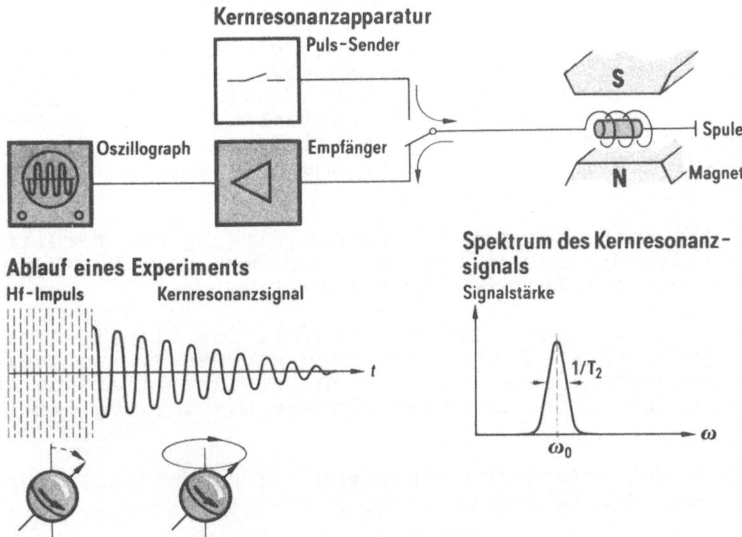

<u>Bild 3.</u> Kernresonanz-Experiment

Die große Anzahl von Kernen, die unkompensiert übrig bleiben und
eine magnetische Wirkung nach außen melden, darf nicht täuschen.
Das von ihnen herrührende Magnetfeld, die Kernmagnetisierung, ist
sehr klein. Um das Feld nachzuweisen, müßte es, wie schon gesagt,
variabel sein. Das aber läßt sich einrichten. Es wird ein elektromagnetisches hochfrequentes Wechselfeld von einer Spule aus eingestrahlt (Bild 3). Wenn es die <u>richtige</u> Frequenz hat, d. h. wenn seine Frequenz auf die Art des Atomkernes abgestimmt ist und auf die
Stärke des äußeren magnetischen Hilfsfeldes, kann es die körperinternen Kernmagneten packen und aus ihrer Richtung drehen. Nach Abschalten der Hochfrequenz streben die ausgelenkten Kreisel in ihre
alte Richtung zurück. Sie brauchen dafür einige Zeit und taumeln
dabei wie Kinderkreisel. Die Taumelfrequenz (Präzessionsfrequenz,
Larmorfrequenz) ist mit der <u>richtigen</u> Anregungsfrequenz identisch.
Sie ist eine Eigenschaft des Systems Atomkern - Hilfsfeld und gehorcht der einfachen Beziehung

$$\omega_0 = \gamma \cdot B_0 , \qquad\qquad\qquad\qquad\qquad (1)$$

wobei ω_0 ... Larmorfrequenz,
γ ... gyromagnetisches Verhältnis,
B_0 ... magnetische Induktion des Hilfsfeldes.

γ hat für Protonen den Wert von rund 40 MHz/Tesla. Wenn also für die Erzeugung des Hilfsfeldes z. B. ein 0,2 Tesla-Magnet verwendet wird, liegt die Frequenz der Hochfrequenzanregung und auch die der Antwort der Kerne bei ungefähr 8 MHz. Tatsächlich ist diese Frequenz eine Resonanzfrequenz und daher naturgemäß sehr genau festgelegt, bezogen auf mein Beispiel mit 8,51518 MHz.

Das Kernresonanzsignal entsteht nun schließlich in einer äußeren Empfangsspule (die mit der Anregungsspule identisch sein kann) während des Sichaufrichtens der körperinternen Kernmagnete. Die induzierte Spannung hat einen typischen Verlauf (Bild 3). Sie steigt während der Hochfrequenzanregung an, ist aber in dieser Zeit nicht meßbar. Nach Abschalten des anregenden Hochfrequenzimpulses hat das Kernresonanzsignal einen Maximalwert. Dann fällt es innerhalb von Zehntelsekunden bzw. Sekunden auf Null ab. Die genauere Analyse des Abfalles zeigt, daß sich zwei Ausgleichsvorgänge überlagern. In Anlehnung an die Theorie gedämpfter Schwingungen werden sie durch Zeitangaben - Zeitkonstanten - charakterisiert. Üblich ist die Zeitangabe bis zum Absinken der Anfangsamplitude auf den 2,7ten (e-ten) Teil. Die im Kernresonanzsignal wirksamen Zeitkonstanten hat man T_1 und T_2 genannt.

T_1 ergibt sich aufgrund der Wechselwirkung der resultierenden Kernmagnetisierung einer Gruppe mit der Umgebung. Der Vorgang heißt Längs-Relaxation oder Spin-Gitter-Relaxation.

Der T_2 bestimmende Amplitudenabfall des Signals entsteht, weil die Kernmagnete einer Gruppe sich auch gegenseitig so beeinflussen, daß sie auseinanderlaufen und dadurch ihre Resultierende absinkt. Der Prozeß heißt Spin-Spin- oder Quer-Relaxation. T_2 ist stets kürzer als T_1.

Die Theorie liefert für die Signalstärke und damit für den Grauwert des Bildes die Abhängigkeit

$$S = \rho \, e^{-\tau/T_2} (1 - e^{T/T_1}) , \qquad\qquad\qquad (2)$$

wobei ρ ... Spindichte,
τ ... Ausleseverzögerung,
T ... Meßfolgezeit.

Bezogen auf die Untersuchungssubstanz enthält sie also Informationen über die Spin-Dichte, d. h. z. B. Protonendichte, d. h. die Anwesenheit von Wasserstoff. Außerdem wird die strukturelle Einbindung des entsprechenden Atomkernes in seine Umgebung unter Verwendung von T_1 und T_2 beschrieben. Bei der praktischen Durchführung des Kernresonanzverfahrens werden Hochfrequenzanregung und Messung mit der Folgefrequenz 1 / T wiederholt. Der Beginn der Messung kann mit τ verzögert werden. Durch Variation von T und τ läßt sich das Gewicht der einzelnen das Signal beeinflussenden Parameter in gewissen Grenzen festlegen. Auch kann man die Kernmagnetchen, bevor die Messung beginnt, durch eine entsprechende Anregung auf den Kopf stellen. Dann dauert das Zurückschwingen länger und T_1 wird stark betont. Das Verfahren heißt Inversion-Recovery. Schließlich können die die Untersuchungssubstanz kennzeichnenden Parameter auf der Basis mehrerer

Messungen isoliert errechnet werden. Ich schließe die nur in erster
Näherung ausgeführte Betrachtung der Aufnahmemoden, die für den An-
wender von größter Bedeutung sind, hier ab. Der nächste Redner, Herr
Dr. HEINKELMANN, wird dieses Gebiet vertiefen.

3. Bildentstehung

Das Kernspinresonanzverfahren ist als analytische Methode zur Untersuchung von Proben seit 1946 bekannt. Es wurde von BLOCH und PURCHELL
begründet, die dafür 1952 den Nobelpreis erhielten. Bei entsprechenden Anlagen stammt das Signal aus dem gesamten Volumen, das die Meß-
spule umschließt. So läßt sich aber kein Bild erzeugen, bei dem es
bekanntlich darauf ankommt, aus irgendwelchen Eigenschaften eines
möglichst kleinen Objektvolumens einen Bildpunkt, d. h. aus Voxel
Pixel zu machen. DAMADIAN hat auf die medizinische Nutzung der Kernspinresonanz hingewiesen und LAUTERBUR hat 1973 ein bildgebendes Verfahren auf deren Basis vorgeschlagen.

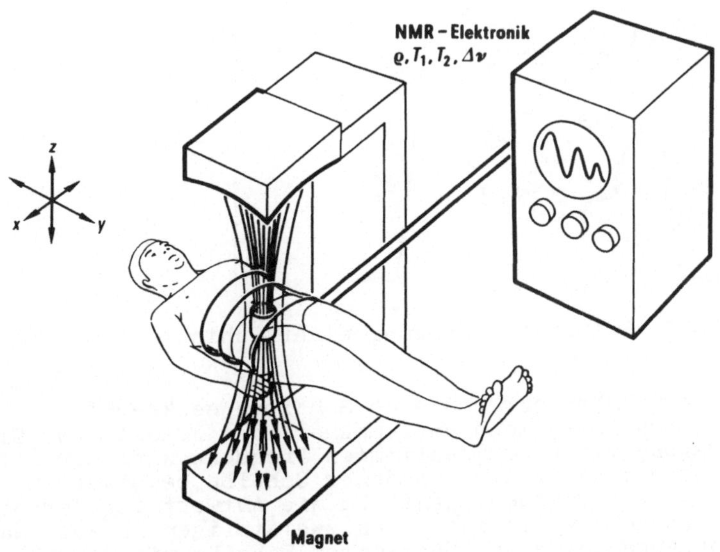

<u>Bild 4.</u> Lokalisierte Kernresonanz (FONAR, Topical-NMR)

Unabhängig von der Methodik LAUTERBURs wird zur Erklärung zunächst
ein einfacheres Prinzip verwendet. Da nach der Resonanzbedingung (1)
die Resonanzfrequenz und die magnetische Feldstärke zueinander streng
proportional sind, wird z. B. für den Wasserstoffkern Kernspinresonanz bei Anregung mit 8,51518 MHz dort und nur dort auftreten, wo
die magnetische Induktion von genau 0,2 Tesla bzw. 2000 Gauß vorhanden ist. Es genügt demzufolge prinzipiell ein Gerät, das ein inhomo-
genes Magnetfeld, beispielsweise durch Ausbildung einer kleinen Sat-
telfläche des Feldes, so erzeugt, daß nur an dieser einen Stelle die
<u>richtige</u> Feldstärke vorliegt. So läßt sich ein Bildpunkt gewinnen
und durch lineare Verschiebung des Patienten oder des Magneten eine
Linie, mäanderförmig abtastend schließlich ein Schnittbild.

Das punktweise Ausmessen der Kernresonanzsignale braucht viel Zeit.
Deshalb wird methodisch raffinierter vorgegangen. Dem äußeren Magnetfeld wird ein Zusatzfeld überlagert. Man erzeugt es durch stromdurch-
flossene Spulen und läßt es in einer Richtung gleichmäßig ansteigen,
beispielsweise in Richtung der Körperachse des Patienten. Man spricht
von einem Gradientenfeld. Die Richtung des Feldgradienten ist die
Richtung des Feldanstieges.

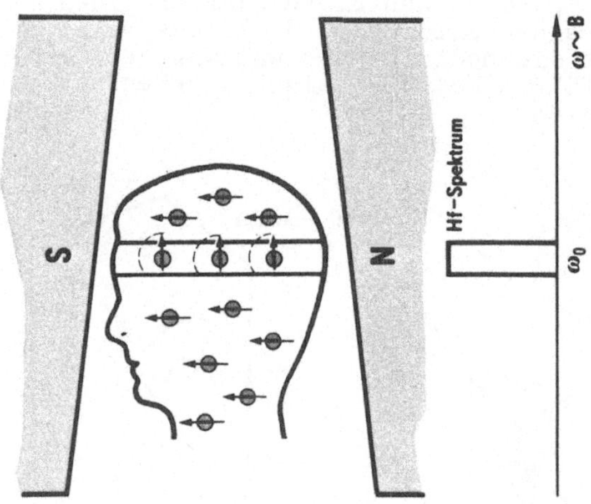

__Bild 5.__ Selektive Anregung einer Schicht

Nunmehr haben nur einzelne Scheiben senkrecht zum Feldgradienten
eine bestimmte konstante magnetische Feldstärke. Die Hochfrequenzanregung mit einer bestimmten Frequenz wird nur mit der Summe aller
Kernresonanzsignale aus jener Scheibe beantwortet werden, deren Feldstärke zur Frequenz paßt. Um die Antwort der Kerne räumlich weiter
einzuengen, wählt man einen zweistufigen Ablauf. Nach der Hochfrequenzanregung einer bestimmten Scheibe mit einer bestimmten Frequenz
wird das Gradientenfeld so umgeschaltet, daß der Feldanstieg in der
Ebene der angeregten Scheibe liegt. Dadurch wird diese Scheibe in
Streifen gleicher Feldstärke aufgeteilt. Nun finden die zurückfal-
lenden Kerne eine geänderte magnetische Situation vor. Sie müssen
sich anpassen, mit ihrer Präzessionsfrequenz anpassen. Die Signale
jedes einzelnen Streifens werden aufsummiert und mit der Frequenz,
die zur Feldstärke des Streifens gehört, angeboten. Die Darstellung
dieser Signalstärken über der Frequenz ist nichts anderes als die
Darstellung der Projektion der Bildeigenschaft der einzelnen Streifen auf die Richtung einer Ortskoordinate (Bild 6).

Hier beginnt die Analogie zu einer Projektion der Röntgen-Computertomographie. Es kommt vor Anwendung der gleichen Rechenalgorithmen
nur noch darauf an, eine genügend große Anzahl von Projektionen innerhalb einer Schicht oder Scheibe aus verschiedenen Richtungen zu
vermessen. Dazu wird bei einer Serie von Hochfrequenzanregungen das
Gradientenfeld für die jeweilige Empfangsphase schrittweise ver-
dreht (Bild 7).

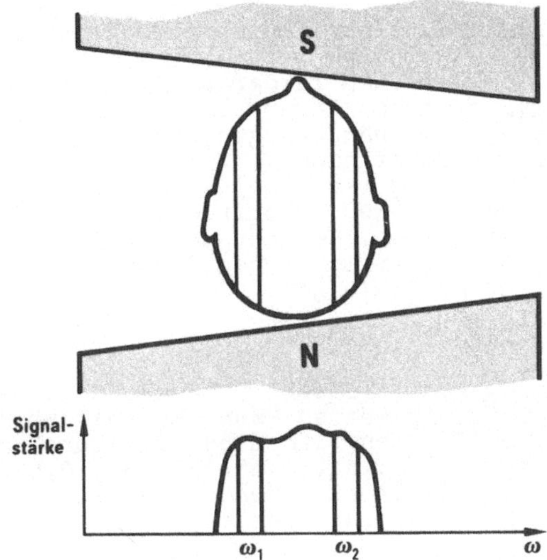

<u>Bild 6.</u> Aufnahme einer Projektion im Gradienten

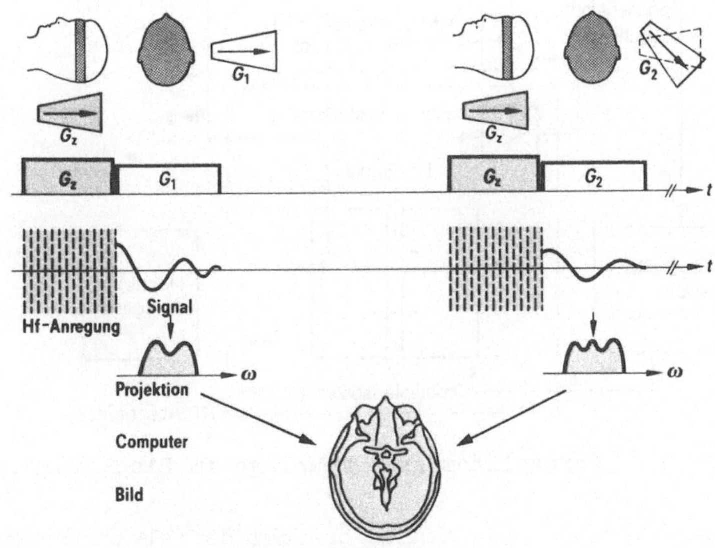

<u>Bild 7.</u> Ablauf eines NMR-Bild-Experiments

Die methodischen Möglichkeiten, durch Kernspinresonanz zu diagnostischen Bildern zu kommen, sind damit nicht erschöpft. Um das Verfahren
z. B. effektiver zu machen, müssen drei Gradientenfelder in den drei
Raumrichtungen installiert werden. Durch deren Überlagerung lassen
sich beliebige Schichten für die Abbildung auswählen, z. B. trans-
versale, sagittale oder koronare.

4. Aufbau einer Kernspintomographieanlage

Obwohl ein NMR-Tomograph im Prinzip nichts weiter ist als ein rechnergestütztes Kernresonanzspektrometer, so sind doch wegen der notwendigen Veränderungen beachtliche Aufgaben für Physiker und Ingenieure entstanden.

Magnet, Sender, Hochfrequenz- und Gradientenspulen sind neu zu dimensionieren. Rechner und Rechenprogramme haben neben übernehmbaren auch umfangreiche spezifische Teile, z. B. im Zusammenhang mit der Signalgewichtung.

a) Magnet

Das Magnetfeld soll so ausgedehnt sein, daß der menschliche Körper untersucht werden kann. Es soll möglichst stark sein, wobei Grenzen zu berücksichtigen sind, die durch die Absorption der Hochfrequenzanregung bedingt sind (20 MHz; 0,5 T). Feldstärken bis 0,2 T lassen sich mit normalleitenden Magneten erreichen, höhere zwingen zum Einsatz von supraleitenden.

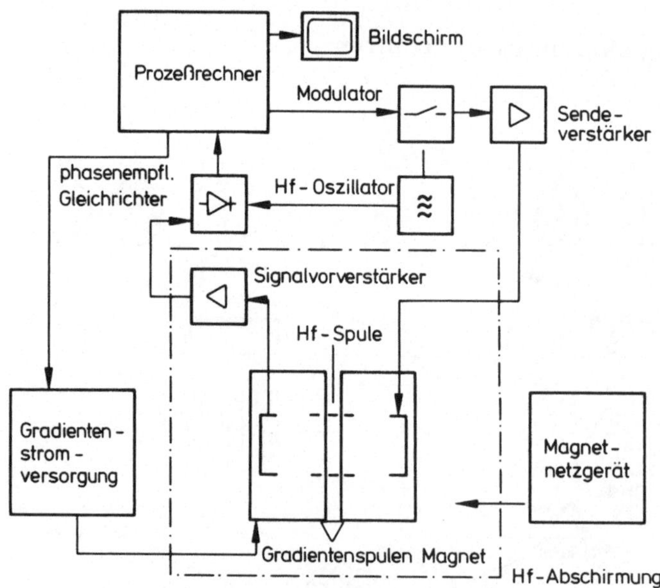

Bild 8. Kernspintomographieanlage im Blockdiagramm

Der supraleitende Magnet braucht den elektrischen Anschlußwert von ungefähr 50 kVA und für den Betrieb die Hälfte dieser Leistung. Der Leistungsbedarf eines Widerstandsmagneten ist dreimal größer: Zur Erzeugung von 0,2 Tesla fließen z. B. 300 A bei 220 V. 70 kW müssen thermisch beherrscht werden (1 Liter Kühlwasser pro Sekunde). Das kostet Geld. Aber auch das Helium des supraleitenden Magneten ist nicht billig. Mit einem halben Liter Heliumverlust pro Stunde ist zu rechnen. Die Magneten wiegen 4 Tonnen oder 5. Es wird größtmögliche Homogenität über große Querschnitte verlangt, damit die Kontrastauflösung erhalten bleibt. Die erreichten Homogenitäten für d = 40 cm liegen in der Größenordnung von 100 ppm und darunter.

b) Gradientenfeld

Die Stärke der Gradientenfelder richtet sich nach der vorhandenen Grundfeldhomogenität. Immerhin fließen in den Gradientenspulen bis zu 100 A, die, wie Sie gehört haben, beim Abtasten sehr schnell geschaltet werden müssen, z. B. innerhalb einer ms. Das bringt Probleme durch die Induktion, und das ist überhaupt nur möglich, weil die moderne Leistungselektronik schrittgehalten hat.

c) Hochfrequenzsystem

Die Kernresonanzfrequenz liegt im Kurzwellenband, d. h. es sind Störsignale von Funkdiensten, eventuell auch vom Prozeßrechner auszuschließen.

d) Allgemeines

Schließlich ist die Feldhomogenität durch äußere Einflüsse wie Eisenträger oder Aufzüge störbar und sind magnetfeldempfindliche Geräte in der Umgebung des NMR-Tomographen gefährdet. Man bemüht sich, beide Auswirkungen durch geeignete Systementwürfe und Konstruktionen möglichst klein zu halten.

5. Zu erwartende Einsatzmöglichkeiten in der medizinischen Diagnostik

Wie gesagt: Alle Atomkerne mit magnetischem Moment liefern Kernresonanzsignale. Der Wasserstoffkern nimmt im positiven Sinne eine Sonderstellung ein. Er ist an allen organischen Verbindungen, z. B. dem Fett, und natürlich am Wasser beteiligt und tritt in hoher Konzentration auf. Gute Bilder anderer Elemente im menschlichen Organismus sind nicht ohne weiteres zu erwarten. Phosphor hat noch den günstigsten Platz nach dem Wasserstoff.   Infolge der wesentlich geringeren Konzentration ist aber mit sehr schlechter Orts- und Kontrastauflösung zu rechnen. Höhere Feldstärken werden nötig sein, auch dann wird eine relativ grobe Rasterung bleiben.

Man könnte auch an Tracer als Markierungssubstanz für spezielle Untersuchungen denken. Fluor 19 würde sich eignen. Sein gyromagnetisches Verhältnis entspricht etwa dem des Wasserstoffes. Zum Nachweis könnte dieselbe Apparatur benutzt werden, ein Argument.

Schließlich sind auch Stoffe denkbar, die eine neue Art von Kontrastmitteln darstellen würden. Die Relaxationszeiten von Wasser lassen sich durch Lösung von paramagnetischen Salzen in weiten Bereichen ändern. Solche Lösungen könnten injiziert werden.

6. Bildbeispiele

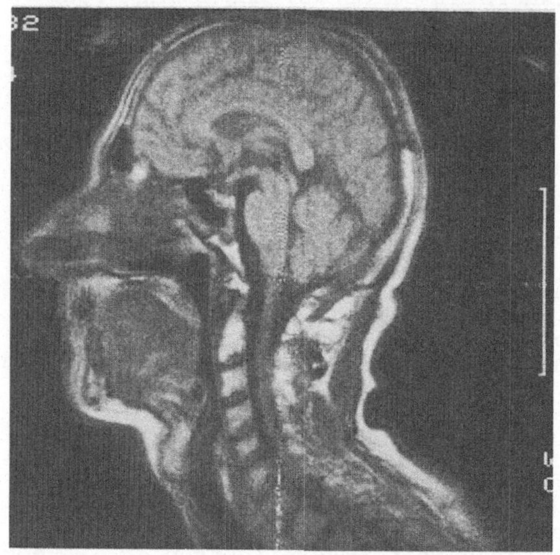

Bild 9. Bildbeispiel Sagittalschnitt (Kopf)

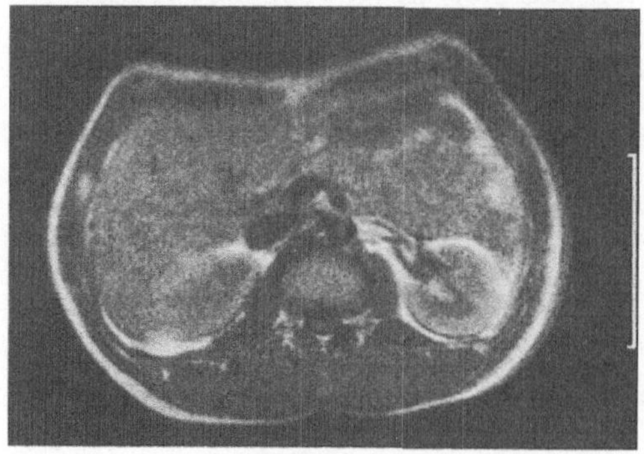

Bild 10. Bildbeispiel Horizontalschnitt (Nierenebene)

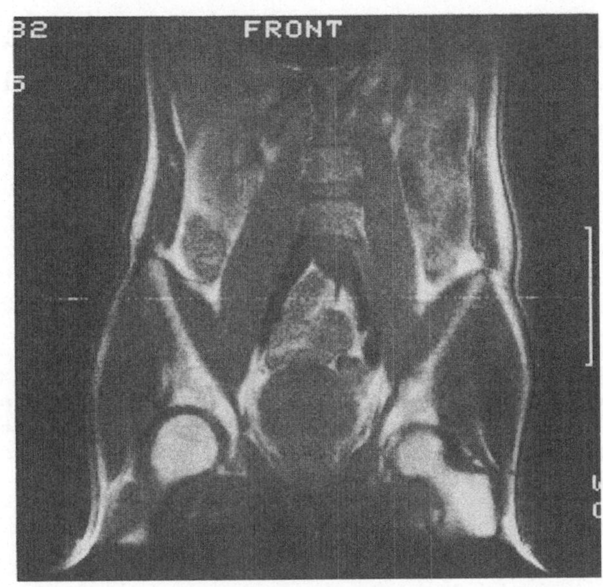

<u>Bild 11.</u> Bildbeispiel Koronarschnitt (Gelenkköpfe)

7. Ausblick

Es sieht tatsächlich so aus, als ob die NMR-Tomographie ein neuartiges und auch relativ umfangreiches diagnostisches Potential anbietet. Ich bin überzeugt davon, daß das Verfahren nach klinischer Absicherung allgemeine Anwendung finden wird, schon deshalb, weil es die Weichteildifferenzierung weiter verfeinert und weil es in den verschiedenen Anwendungsmoden eine Art Redundanz der Erkennbarkeit besitzt.

Physikalische Grundlagen der Aufnahmesequenzen zur Bildgewinnung in der Kernspinresonanz-Tomographie

W. HEINKELMANN

A. Einleitung

Mit der Kernspinresonanz-Tomographie lassen sich Bilder gewinnen, deren Deutung durch die in jedem Pixel enthaltenen Amplituden und Phaseninformationen kompliziert erscheinen.
Das Ziel dieser Arbeit ist die Diskussion der Grundlagen der verschiedenen Aufnahmesequenzen und daraus abgeleitet die Grauwertskala, deren Kenntnis unerläßlich ist (vgl. Tab. 1).

	T_1	T_2
Reine Flüssigkeiten	lang (s)	lang (s)
Festkörper	lang	kurz (μs)
Körpergewebe	kurz (ms)	kurz (ms)

<u>Tab. 1.</u> Übersicht der Relaxationszeiten T_1 und T_2 der verschiedenen Körpermedien

B. Aufnahmesequenzen der Kernspinresonanz-Tomographie

1. Freier Induktionszerfall (Repeated FID)

Entsprechend Abb. 1 wird diese Aufnahmesequenz mit einem 90° Puls im Intervall 1 eingeleitet. Nach der Schichtanwahl und der Ansteuerung der X-Y Gradienten wird im Intervall 3 das Kernresonanzsignal gemessen. Nach der Wiederholzeit t_r folgt der nächste 90° Puls, der vorausgesetzt, daß $t_r > 2 \cdot T_1$ ist, einen magnetischen Vektor mit annähernd gleicher Amplitude antrifft. Insgesamt kann z.B. ein Bild aus 180 Messungen mit jeweils 1 Grad Winkelansatz rekonstruiert werden.

Das NMR Signal berechnet sich bei jeder Messung nach folgender Formel:

$$N_1 = k \cdot p(1 - e^{- t_r / T_1}) \tag{1}$$

p : Protonendichte

k : Konstante

t_r : Wiederholzeit

T_1 : Relaxationszeit

Unter der Voraussetzung, daß $t_r \gg T_1$ ist, ist die Abhängigkeit von T_1 gering und das Bild ist direkt proportional der Protonendichte. Hohe Protonendichte wird hell und niedrige Protonendichte dunkel dargestellt.

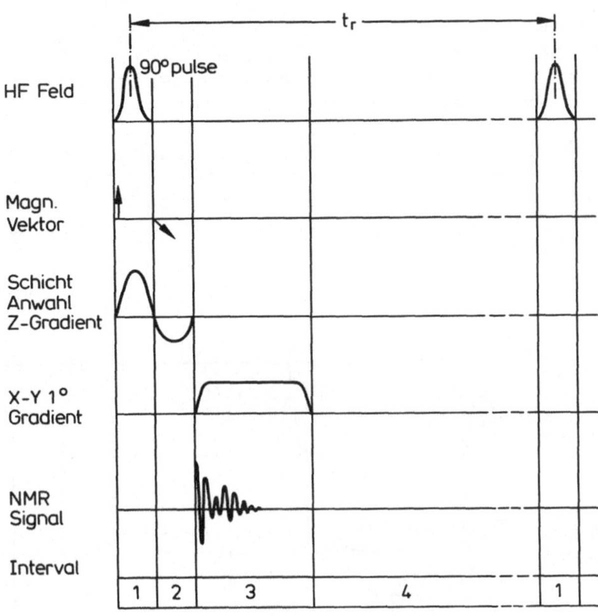

Abb. 1. Impulsfolgen zur Bildgewinnung mit freiem Induktionszerfall

Wichtige Variationen:

a) z.B. Liquorflüssigkeit im Cerebrospinalbereich hat langes T_1, deshalb wird der Term t_r/T_1 signifikant und der Bildbereich wird dunkel dargestellt.

b) Verkürzung der Wiederholzeit t_r

Bei einer Verkürzung der Wiederholzeit t_r gibt Gewebe mit kurzem T_1 ein stärkeres Signal, sonst wird generell das Meßsignal immer kleiner. Mit dieser Technik ist jedoch die Flowmessung möglich. Flüssigkeiten haben langes T_1 und geben deshalb ein kleines Meßsignal. Wird jedoch die Bildwiederholzeit t_r so an den Blutfluß angepaßt, daß das magnet. angeregte Blutvolumen aus der Meßschicht in dem Zeitintervall zwischen Anregung und Messung herausfließt und nicht angeregtes Blutvolumen ein volles Meßsignal abgibt, dann werden die Gefäße hell dargestellt und die Helligkeit entspricht dem Flow.

2. Inversions Rückkehr (Inversion Recovery)

Die Relaxationszeit T_1 entspricht dem Zeitraum, den die Kernspins nach einem Anregungspuls benötigen, um wieder in das anfängliche Gleichgewicht zu kommen.

Die Messung von T_1 erfolgt üblicherweise mit der Inversion Recovery Sequenz (vgl. Abb. 2).

Im Intervall 1 wird der Vektor der Nettomagnetisierung um 180° gedreht. Im Intervall 2 beginnen die Spins von $-Z$ zu $+Z$ zu relaxieren. Nach der Zeit τ folgt ein 90° Puls, die Schicht wird selektiert und der entsprechende X-Y Gradient angesteuert.

Bei dieser Sequenz hängt das Signal stark vom T_1 ab. Ist T_1 kurz im Vergleich zu τ , dann ist der Vektor schon nahe am Gleichgewicht und man erhält nach dem 90° Puls ein starkes Meßsignal. Bei längerem T_1 ist z.B. die Z-Magnetisierung nahe Null und man erhält nach dem 90° Puls ein schwaches Meßsignal.

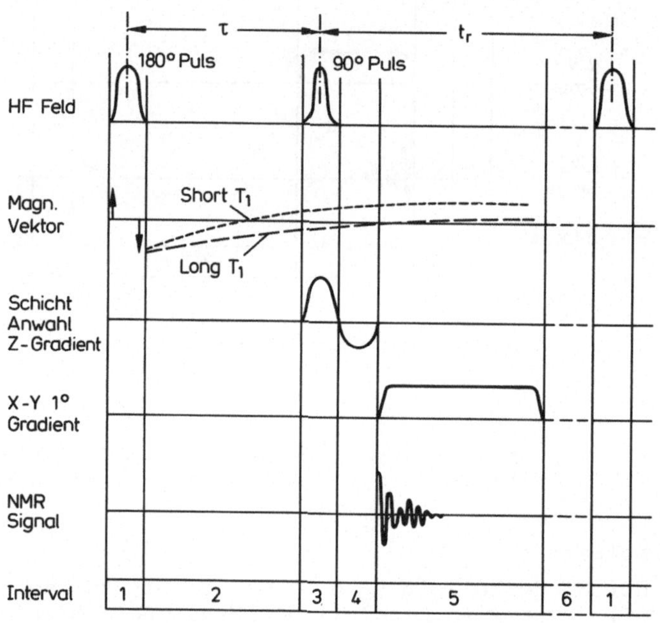

__Abb. 2.__ Impulsfolgen zur Bildgewinnung mit Inversions Rückkehr

Das NMR Signal berechnet sich zu:

$$N_2 = k \cdot p \left(1 - 2\, e^{-\tau/T_1} + e^{-(\tau + t_r)/T_1} \right) \tag{2}$$

p : Protonendichte

k : Konstante

t_r : Wiederholzeit

τ : zeitl. Abstand 180° Puls, 90° Puls

T_1 : Relaxationszeit

Der dritte Term in der Klammer kann vernachlässigt werden, wenn t_r wesentlich größer als T_1 ist.

$$t_r \gg T_1$$
$$N_2 = k \cdot p \; (1 - 2\, e^{-\tau/T_1})$$

Hohe Protonendichte wird hell und niedrige Protonendichte wird dunkel dargestellt.

Zusätzlich geht jedoch die Abhängigkeit von T_1 und τ ein. Um vergleichbare Bilder zu erhalten, müssen t_r und τ definiert werden. Beste Dichteunterschiede erhält man mit:

$$t_r = 1400 \text{ ms}$$
$$\tau = 400 \text{ ms}$$

Die Grauskala bei Inversions Rückkehr beschreibt Tab. 2:

weiß	subcutanes Fett, Knochenmark, weiße Zellsubstanzen
grau	graue Zellsubstanzen, Muskeln
schwarz	Blutgefäße, Luft, Knochen, Cerebrospinal Flüssigkeit

<u>Tab. 2.</u> Grauskala: Inversions Rückkehr IR 1400/400

Typische Relaxationszeiten T_1 im Schädel beschreibt Tab. 3:

weiße Zellsubstanzen	220 - 350 ms
graue Zellsubstanzen	340 - 610 ms
Cerebrospinal Flüssigkeit	900 - 2000 ms

<u>Tab. 3.</u> T_1 Normalwerte : IR 1400/400

Obwohl der Protonengehalt der weißen und grauen Zellsubstanzen nahezu gleich ist, unterscheidet sich doch ihre Zusammensetzung (vgl. Tab. 4). Die verlängerten Relaxationszeiten T_1 der grauen Zellsubstanzen sind die Folge des höheren Wassergehaltes.

	weiß	grau
Proteine	11,29	10,55
Lipide	16,06	6,3
Wasser	71,6	81,9

<u>Tab. 4.</u> Prozentuale Zusammensetzung weißer und grauer Zellsubstanzen

3. Spin Echo Sequenz

T_2 Messung

Die Relaxationszeit T_2, auch Spin-Spin Relaxation genannt, entspricht dem exponentiellen Abfall des freien Induktionssignales bei einem exakt homogenen Magnetfeld, das jedoch in Realität nicht zu erreichen ist.

T_2 wird üblicherweise mit der Spin-Echo-Sequenz gemessen (vgl. Abb. 3). Im Intervall 1 wird die Schicht selektiert und der magnetische Vektor um 90° ausgelenkt. Nach dem Zeitintervall τ folgt ein 180° Puls. Unmittelbar nach dem 90° Puls verliert sich durch die Feldinhomogenitäten die Kohärenz der Phasen der einzelnen Spins. Wenn alle Spinaxen durch den 180° Puls gleichzeitig umgedreht werden, dann läuft die Magnetisierung wieder in Phase und nach der Periode 2 gleichen sich die Fehler exakt aus.

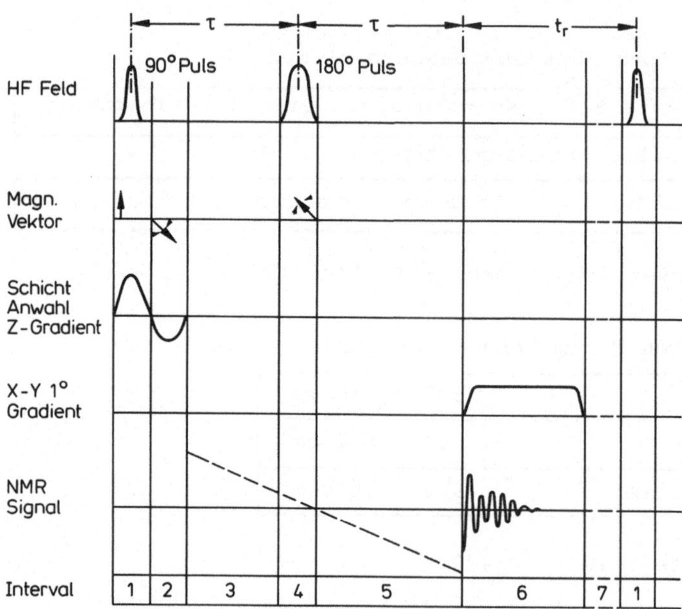

Abb. 3. Impulsfolgen zur Bildgewinnung mit der Spin-Echo-Sequenz

Vorausgesetzt, daß die Wiederholzeit t_r lang im Vergleich zu T_2 ist, berechnet sich das Meßsignal nach Gleichung 3:

$$N_3 = k \cdot p \cdot e^{-2\tau/T_2} \tag{3}$$

p = Protonendichte

k = Konstante

τ = zeitlicher Abstand zwischen 90° und 180° Puls

T_2 = Spin-Spin Relaxationszeit

Wie bei der T_1 Messung muß man, um vergleichbare Meßsequenzen und damit Bilder zu erhalten, die Meßwiederholzeit t_r und die Zeit τ angeben.

Spinecho-Bilder haben auch eine T_1 Abhängigkeit, und zwar bei sehr langen T_1 Werten, die eine Signalverminderung verursachen. Die Cerebrospinal Flüssigkeit hat ein langes T_1 aber auch ein langes T_2. Die Periodendauer τ bestimmt, welcher Term dominiert (vgl. Tab. 5).

Einfluß	p	langes T_1 ↑	T_2
Signal N_3	proportional	umgekehrt proportional ↓	proportional

Tab. 5. Einfluß von p, T_1, T_2 auf N_3

Den Einfluß der Periodendauer τ auf die Grauskala von Spin-Echo-Sequenzen zeigen Tab. 6 und Tab. 7:

weiß	Infarkt, Tumor, Hämatom
grau	graue Zellsubstanzen
schwarz	weiße Zellsubstanzen, Cerebrospinal Flüssigkeit

Tab. 6. Grauskala: Spin-Echo-Sequenz SE 1040,20

weiß	Cerebrospinal Flüssigkeit, Infarkt, Tumor, Hämatom
grau	graue Zellsubstanzen
schwarz	weiße Zellsubstanzen

Tab. 7. Grauskala: Spin-Echo-Sequenz SE 1160,80

Die Spin-Echo-Sequenzen mit langem τ sind besonders aufschlußreich bei der Demonstration von akuten und platzbeanspruchenden Läsionen oder cerebralen Ödemen. Aus der Gleichung (3) ergibt sich weiterhin, daß das Signal N_3 immer kleiner wird, desto länger τ gewählt wird und sich damit die Bildqualität verschlechtert.

4. Freie Präzession im Gleichgewicht (Steady State Free Precession)

Bei den bisher beschriebenen Aufnahmeverfahren wird (mit Ausnahme des schnellen freien Induktionszerfalls) die Wiederholzeit t_r solange gewählt, daß die Forderung $t_r > 2 \cdot T_1$ eingehalten wird. Dies hat entsprechend lange Meßzeiten für die Gewinnung eines Bildes zur Folge.

Eine Aufnahmesequenz, die eine schnellere Bildgewinnung ermöglicht, ist die freie Präzessions-Sequenz, bei der die Länge des Anregungspulses und die Wiederholrate variabel sind (vgl. Abb. 4). Die Wiederholzeit t_r ist bei dieser Aufnahmesequenz wesentlich kürzer als T_1 und T_2. Es stellt sich ein stationäres Signal ein, dessen Amplitude sich nach Gleichung (4) berechnet.

$$N_4 \; = \; k \cdot p \, (1 - T_1/T_2) \qquad\qquad (4)$$

$$p \; = \; \text{Protonendichte}$$

$$k \; = \; \text{Konstante}$$

$$T_1, \; T_2 \; = \; \text{Relaxationszeit}$$

Den Vorteil der schnelleren Aufnahmezeit erkauft man sich jedoch durch den Nachteil, den der Quotient T_1/T_2 mit sich bringt. Bei vielen pathologischen Veränderungen z.B. bei einem Infarkt verlängert sich T_1 aber auch T_2, was dazu führen kann, daß der Quotient konstant bleibt und damit die pathologische Veränderung nicht zu sehen ist.

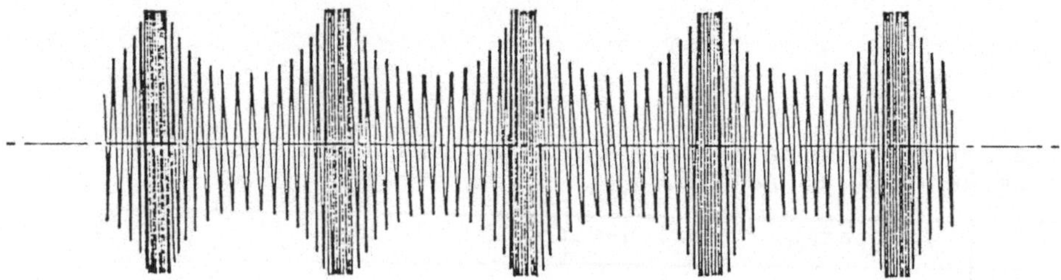

Abb. 4. Freie Präzession im Gleichgewicht

C. Zusammenfassung

Im Rahmen dieser Arbeit sollten die Grundlagen der Aufnahmesequenzen diskutiert werden. Darüber hinaus gibt es jedoch beliebig viele Variationen und Kombinationen. Die angegebenen Wiederholzeiten t_r und Verzögerungszeiten τ ergeben Bilder mit optimalem Kontrast bei 1500 Gauß. Wird der Magnet mit höherer Feldstärke betrieben, dann verlängert sich T_1, damit auch t_r und als Folge die Aufnahmezeit.
Ein besseres Signal/Rauschverhältnis und damit "schöneres" Bild erhält man, wie aus den Gleichungen 1 - 3 zu ersehen ist, mit kürzeren Verzögerungszeiten

Literatur

Weiterführende Literatur kann vom Autor angefordert werden.

Besonderer Dank gilt folgenden Arbeitsgruppen:

F.H. Doyle, J.S. Orr, R.E. Steiner, G.M. Bydder,
Hammersmith Hospital London

D. Keane, E.R. Roebuck, B.S. Worthington, Nottingham

G.N. Holland, I.R. Young, Picker International

Vorzüge von Widerstandsmagneten unter dem Aspekt der Wirtschaftlichkeit

R. HAUKE

In diesem Beitrag wird der Versuch unternommen, die Kernspin-Tomographie unter wirtschaftlichen Aspekten zu betrachten. Hierzu wird in kostenmässigem Vergleich die etablierte Methode der Computer Tomographie (CT) als Referenz herangezogen.

Die Kernspin-Tomographie selbst kann gegenwärtig in drei Geräteklassen aufgeteilt werden, die sich im wesentlichen durch die Erzeugung des Magnetfeldes unterscheiden.
Dies sind:
a) Systeme mit supraleitendem Magneten
b) Systeme mit Widerstandsmagneten
c) Systeme mit Permanent Magneten.

Wegen der deutlichen Differenz im Anschaffungspreis, aber auch im Leistungsvermögen sollen bei der NMR Systeme mit Widerstandsmagneten und supraleitendem Magneten getrennt in den Vergleich einbezogen werden.

Um einen Einblick in das Preis/Leistungsverhältnis zu gewinnen, werden in Tabelle 1 und 2 die wesentlichen Daten von Widerstandsmagneten und Supraleiter gegenübergestellt.

Unstreitig ist, dass mit dem Supraleiter prinzipiell sehr viel höhere Feldstärken erzielbar sind.
Die Unterhaltskosten pro Tag sind bei beiden Systemen nahezu identisch: der hohe Strom- und Kühlbedarf des Widerstandsmagneten wird durch die Kosten der permanenten Helium- und Stickstoff-Kühlung beim Supraleiter wieder aufgewogen.

Im wirtschaftlichen Vergleich ist die Betriebsbereitschaft ein wichtiger Parameter. Hier ist gegenwärtig die in diesen Dimensionen junge Technologie der Supraleitung als risikobehaftet zu sehen: Wäremelecks bei tiefen Temperaturen und Vakuumlecks der Ummantelung ebenfalls im Zusammenspiel Material/tiefe Temperaturen können durchaus Ausfallzeiten von 4 Wochen bedeuten.

Weiter unterscheiden sich die Systeme im Gewicht und in den Abmessungen.
Der Raumbedarf auf der einen Seite, die erforderlichen Baumassnahmen zur Statik auf der anderen Seite zeigen hier eindeutige Kostenvorteile für die Widerstandsmagneten. Dass Systeme mit Widerstandsmagneten sehr kompakt gestaltet sein können, belegt Abb. 1 (Toshiba MRT-15A).

Ein weiterer, nicht zu unterschätzender Aufwand werden die zu erwartenden Sicherheitsbestimmungen sein. Die einzigen derzeit bekannten Richtlinien sind in Tabelle 3 wiedergegeben. Die entscheidende Frage wird sein, welches Restfeld und damit auch Sicherheitsabstand für Patienten mit Herzschrittmachern noch tolerierbar ist. Die Gefahr ist, dass bei fertigen Installationen im nachhinein mit hohem Aufwand Abschirmungen oder Umbauten erforderlich werden. Aufgrund von Abmessungen und Magnetfeldstätten ist auch hier das wirtschaftliche Risiko beim Widerstandsmagneten kleiner als beim Supraleiter.

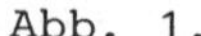
Abb. 1.

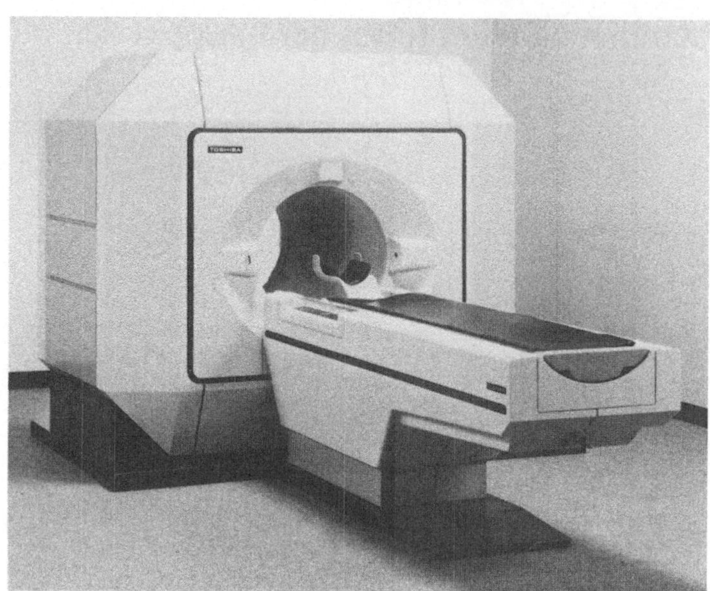

In Tabelle 4 und 5 ist die Computer Tomographie im kostenmässigen
Vergleich zur Kernspin-Tomographie wiedergegeben. Modell I ist ein
System mit Supraleiter, Modell II eines mit Widerstandsmagnet.

Basierend auf einer Abschreibungszeit von 5 Jahren und einer Patien-
tenfrequenz von 10 P/Tag bei 18 Arbeitstagen im Monat ergibt sich an
Kosten der Untersuchung / Patient

beim Supraleiter   DM 900,--
beim Widerstandssystem   DM 690,--
beim Computer Tomographen   DM 520,--

Dabei ist weder ein Arzthonorar noch das mögliche Ausfallrisiko beim
NMR berücksichtigt worden.

Zusammenfassend kann folgendes gesagt werden:

Aus rein volkswirtschaftlichen Überlegungen sollte für eine breite
Anwendung der Widerstandsmagnet bevorzugt werden. Für das reine Imaging und Messung von T_1, T_2 ist dieses System voll zureichend, insbesondere, weil eine weitere Optimierung von Elektronik und Software,
aber auch bei der Homogenität des Magnetfeldes, gute Bildqualitäten
erwarten lässt.

Der einzige wirkliche Vorzug der Supraleiter ist in den hohen Feldstärken zu sehen. Man könnte hiermit bei reinem Imaging auch den für
Stoffwechselvorgänge so wichtigen Phosphor darstellen, aber auch spek-
troskopische Auswertungen vornehmen. Hierzu sind Feldstärken in der
Grössenordnung von 15 K Gauß erforderlich. Diese werden jedoch bei
den derzeit auf dem Markt angebotenen Systemen nicht erreicht und
sind nur schwer nachrüstbar. Deshalb sollte bei diesen Systemen an
einigen Forschungsschwerpunkten intensiv weitergearbeitet werden, um
auch die klinische Relevanz und das Verständnis des Potentials von
NMR zu erarbeiten. Sollte dann in einigen Jahren unter Ausnutzung des
chemical shift es wirklich zu einer Spektroskopie in vivo kommen, so
ist der Einsatz der Methode, basierend auf Supraleitern volkswirt-
schaftlich zu rechtfertigen. Insbesondere mit dieser Methode sollte
es gelingen, die Verfahrenspalette in der medizinischen Diagnostik
nicht nur wieder zu ergänzen, sondern andere ältere Verfahren abzu-
lösen, um einen sinnvollen Beitrag zur Kostensenkung im Gesundheits-
wesen leisten zu können.

Tabelle 1. <u>NMR Magnets</u>

	Resistive Type	Super Conductive Type
Material	Copper or Aluminium Wires	Niobium-titanium (NbTi) Embedded in a Copper Matrix
Cooling Medium	Water	Liquid Helium & Nitrogen
Cooling Medium Consumption	20 l/min	Helium : 0.5 liter/hr Nitrogen: 2 liter/hr
Max. Magnetic Field	1500 Gauss	over 20.000 Gauss
Magnet Configuration	4 Coils with Sphere Coinciding Diameters	Solenoids (for Insulation Reasons)
Price	NA	80.000 US$ (1500 Gauss) 200.000 US$ (15000 Gauss)
Power Consumption	175 kVA	90 kVA

Tabelle 2. <u>NMR Magnets</u>

	Resistive Type	Super Conductive Type
Warm up time	30 - 60 min	2 - 4 weeks
Heat dissipation	260.000 BTU/hr	8.000 BTU/hr
Estimated running cost per day	100,-- US$	100 US$
Weight	2750 KG	5000 KG
Advantages	Inexpensive readily available easy to manufacture	High stable magnetic fields good uniformity low power consumption
Disadvantages	Instabilities due to power supply high electrical power consumption	very expensive expensive to operate cryogenics very heavy

Tabelle 3. <u>National Radiation Protection Board (USA)</u>

Statisches Magnetfeld	: ≤ 25 KG
RF Gradient	: ≤ 200 KG / sec. für max. 11 msec
RF Leistung	: ≤ 70 Watt für Whole body

Tabelle 4. Wirtschaftlichkeitsberechnung

	Computer Tomographie	Kernspin Tomographie	
		Modell I	Modell II
1. Feste Kosten p.a.			
Anschaffungspreis incl. MWST.	DM 1.7 Mio	DM 3.5 Mio	DM 2.5 Mio
= Tilgung bzw. Leasing p.a.	DM 540.000	DM 1.112.000	DM 794.000
Umbaukosten	DM 100.000	DM 400.000	DM 300.000
Abschreibung	DM 32.000	DM 128.000	DM 96.000
Personal	DM 100.000	DM. 100.000	DM 100.000
Miete, Strom, Wasser, Helium, etc.	DM 45.000	DM 120.000	DM 130.000
Versicherung	DM 35.000	DM 70.000	DM 60.000
Honorar			
Sonstiges			

Tabelle 5. <u>Wirtschaftlichkeitsberechnung</u>

| | Computer Tomographie | | Kernspin Tomographie | |
			Modell I	Modell II
Feste Kosten 1. Jahr	DM	852.000	DM 1.530.000	DM 1.180.000
Wartung (DM 150.000 angen.)	DM	150.000	DM 245.000	DM 175.000
= Feste Kosten ab 2. Jahr	DM	1.002.000	DM 1.775.000	DM 1.355.000
Einnahmen / Patient*				
Honorar / Patient Ø	DM	520	DM 900	DM 690
Unkosten / PatientØ	DM	60	DM 60	DM 60
Einnahmen	DM	460	DM 820	DM 630

* bei 10 Patienten pro Tag
  18 Arbeitstage pro Monat

The Clinical Potential of NMR Imaging

B. S. Worthington, D. Kean, W. S. Moore, R. C. Hawkes, G. N. Holland

The possible images which may be derived from an object form the set of all
mappings of the spatial distribution of one or more of its properties. NMR is
a resonant RF absorption and re-emission phenomenon exhibited by magnetic
nuclei when subjected to a magnetic field. Exploiting what is probably the
last available window into the body NMR imaging uses radiowaves with a wavelength
of between 20 and 150 metres to create an entirely new class of image where the
usual limitation that the wavelength of the incident radiation shall be less
than the smallest feature to be resolved is removed. This is done by taking
advantage of what Lauterbur (1) called induced local interactions. He pointed
out that the application of a field gradient uniquely localises the resonant
interaction at a particular frequency. The resulting NMR signal on frequency
analysis gives a graph of proton concentration against distance. By making
several radially disposed line projections of proton density and combining these
by the well known algorithms used in computed tomography cross-sectional images
can be produced.

These images consist essentially of a map of the distribution density of hydrogen
nuclei and parameters reflecting their motion, in cellular water and lipids.

In NMR imaging there are no specifically directed photons or specifically aligned
detectors. Choice of imaging plane is achieved by methods which restrict data
collection to the desired region; this means that choice of slice thickness and
position can be achieved without patient movement and that the additional
perspective of direct sagittal and coronal views is possible as well as the more
conventional transverse sections. This avoids the time and radiation dose penalty
associated with reformatted projections in computed tomography.

Different RF pulse sequences are known which are able to produce signals dependent
on the principal NMR parameters (proton density, T1 and T2 relaxation times)
either singly or in combination and these have been discussed in the papers
dealing with the physical basis of imaging methods.

Improvement of the quality of images has been rapid as shown by the current
examples of cranial and body scans (2,3,4). Much effort is now being directed
towards both defining the optimum technique for a given pathological change
which requires a better understanding of the factors underlying tissue contrast
and also exploring the specificity of the information which can be derived from
the image, so as to determine the extent to which tissue characterisation can
be achieved. The total avoidance of ionising radiation and its lack of known
hazard make NMR a particularly attractive non-invasive imaging technique.

Materials and Methods

Proton NMR scans using steady state free precession techniques have been carried out in over 350 patients at the Queen's Medical Centre, Nottingham using a Picker resistive NMR unit operating at 0.15 tesla. The basic technique used to produce the images has been described elsewhere (5,6). The slice thickness used is approximately 1 cm. and the time to produce an image is 2 minutes.

A large NMR receiver coil of elliptical aperture accommodated the subjects in the supine position within the magnet for the body images. A smaller elliptical coil slots into the larger coil when cranial studies are being carried out.

Two steady state free precession techniques have been used. In one the overall tissue contrast is given by the expression (ρ xT2/T1). In the other, modified SFP, the NMR signal amplitude is modified to be much more sensitive to T1 in that regions with T1 greater than 0.8 secs. give no signal and the signal progressively reappears for T1 in the range 0.8 to 0.2 secs. This means that CSF with a very long T1 appears black despite its high proton density when using this sequence. With the other unmodified sequence, however, which embraces a wide range of T1 values CSF appears white.

The sensitivity of both these multiple pulse techniques to motion, however, modifies contrast by selective removal of signal from moving protons.

In pure water where there is free proton mobility T1 and T2 are equal at several seconds. In biological tissue water molecules have different degrees of association with macromolecules such as proteins and a free and bound phases have been distinguished (7). Bound water has slower motional characteristics than pure water and as a result has a shortened T2 time whereas T1 is shortened to a lesser degree and becomes several times larger than T2.

What we are displaying in our images is complicated averages over the cells in the component tissues of the ratio (T2/T1) and we may crudely suppose that this is related to the average organisation of cellular water.

The clinical evaluation was approved by the local ethical committee; the exposure conditions and monitoring conformed to the guidelines published by the National Radiological Protection Board and informed consent was obtained in each case.

Cranial Scanning

In cranial scanning as with CT space expanding lesions produce characteristic displacements and deformity of the ventricular system. The pattern of alteration of tissue density, texture and the interface of a lesion with adjacent normal brain are important in differential diagnosis. All the intrinsic neoplasms which have been studied were detected on NMR scanning (Fig. 1) but it has not always been possible to distinguish tumour margin from surrounding oedema as clearly as with contrast enhanced CT scans. The multiplanar facility allows precise volumetric assessment and localisation of tumours. The lack of significant artefact from adjacent bone and air containing structures has been of great value in studies of the posterior fossa.

Like other workers (4) we have noted that certain combinations of T1 and T2 relaxation times may lead to there being no contrast between neoplastic tissue and surrounding normal tissue when using one particular pulse sequence but a striking contrast between the two when using another sequence where the resulting signal is weighted differently by the relaxation times (Fig. 2).

The investigation of pituitary and juxta-sellar lesions can be exacting since visual failure and endocrinological disturbance can occur when the lesion is small. Appropriate management requires precise localisation and a distinction between the possible pathologies so that the appropriate surgical route or field size for irradiation can be chosen. We have found the multiplanar facility of NMR particularly valuable (Fig. 3) in defining the extra-sellar extension of adenomas and in establishing their topographical relationships to adjacent structures. Using flow dependent sequences the presence of fast moving blood within a juxta-sellar aneurysm can be demonstrated thus allowing a precise diagnosis to be made (Fig. 4).

In the diagnosis of acoustic neuroma the absence of signal from bone allows very small tumours to be demonstrated and the multiplanar facility allows precise assessment of tumour volume and its relationship to the ventricular system, brain stem and tentorial hiatus (Fig. 5).

In vascular malformations and giant aneurysms flow dependent sequences allow their diagnosis without the need for any contrast agent (Fig. 6). Where clinical presentation follows haemorrhage the size and position of the associated haematoma can be reliably assessed.

After cranial trauma NMR scanning like CT is an effective method of distinguishing between extra-cerebral and intra-cerebral lesions. The location and shape of extra-cerebral collections can be elegantly displayed and there are good grounds for believing that the problem of the isodense subdural haematoma which is encountered in CT scanning can almost certainly be obviated (8).

The sagittal plane is par-excellence the best for displaying the brain stem and mid-line ventricular system in continuity and for studying the cranio-vertebral junction. From our experience we conclude that the evaluation of congenital (Fig. 7) and acquired abnormalities in this region is simplified by the use of NMR imaging and that its use will probably allow many invasive procedures to be avoided.

The exquisite discrimination between grey and white matter shown on T1 dominated images has now been well documented (9) and their application to the study of the normal pattern of myelination in the infant brain and to the diagnosis of demyelinating disorders has been reported by the Hammersmith group (10).

As in CT scanning orbital examinations display the globes, optic nerves and extra-ocular muscles contrasted against the retrobulbar fat. The value of the multiplanar facility of NMR is useful to establish the precise relationship of tumours to normal structures (Fig. 8).

<u>Body Scanning</u>

Satisfactory images of the abdomen and pelvis can be obtained with a scan time of 2 - 4 minutes (11). The principal solid organs can be identified and several textural and density differences are noted as between the liver and spleen. As with CT deposits of fat are clearly shown and in the retroperitoneal space allows the kidneys and adrenals to be clearly outlined (Fig. 9 & 10). The walls and lumen of the principal blood vessels are readily identified. The spinal column and paravertebral muscles are well shown and more significantly the spinal cord is clearly seen. This contrasts with CT where intra-thecal metrizamide is required to demonstrate the cord throughout its length. In appropriate sections through the pelvis the hip joints can be clearly displayed (Fig. 11).

As with CT the diagnosis of structural lesions will depend on alteration in the normal size and contour of an organ or on the demonstration of a density difference from surrounding normal tissue. The great hope has been expressed that with the wide range of imaging options available there is the potential for identifying sequence related contrast patterns which will allow, if not a precise diagnosis, then important pathological distinctions to be made. In this regard the separ-

ation of abscess from neoplasm and metastatic tissue from reactive hyperplasia
in lymph nodes would be a significant advance.

In the liver the intrahepatic vessels and bile ducts are clearly seen against
the normal parenchyma. It has been shown (12) that focal diseases such as
metastases are as well seen on NMR scans as on the corresponding CT sections.
In diffuse disease such as cirrhosis, however, in addition to morphological
information the T1 values of the organ are generally prolonged. In biliary
cirrhosis and Wilson's Disease where excessive copper is deposited this paramagnetic material results in a shortening of the T1 values.

More work is required to see whether NMR will have a role in reliably characteri-
sing pancreatic disease, both pancreatitis and neoplasm are associated with
an enlargement of the organ and a lengthening of the T1 relaxation time.

The striking feature of renal images is the clear discrimination between the
cortex and medulla on T1 dominated scans and the collecting system is also well
seen centrally. It is likely that NMR will be exploited more to study diffuse
disease rather than focal lesions such as cysts which are readility evaluated
using conventional techniques.

The prostate is well shown on both transverse and sagittal sections of the
pelvis as is the bladder and in the latter its wall is clearly discernable
being contrasted against surrounding extraperitoneal fat and the urine within.
(Fig. 12). The potential of these observations in defining the contribution
that NMR can make to the staging of tumours in these organs remains to be
addressed.

The multiplanar facility of NMR has allowed the spinal cord to be studied from all
three planes and high resolution T1 dominated images have allowed discrimination
of grey and white matter within the cord. Sagittal views of the spinal column
(Fig. 13) allow the inter-vertebral discs to be clearly seen and one can distinguish the nucleus pulposus from the surrounding annulus fibrosus (13). The
potential of these observations in relation to the assessment of disc protrusions
remains to be studied.

In the thorax the major vessels and airways of the central mediastinum can be
clearly resolved and mass lesions can be well demonstrated (Fig. 14). Self
gated images of the heart (Fig. 15) can be produced in which the walls and
cavities of the heart chambers are clearly defined (14). Whereas in CT bolus
injection of contrast is required to increase the small differences in attenu-
ation value between blood and myocardium. Whilst the heart walls are in motion
during systole little signal is generated but during diastole a signal appears
from which the image is derived. The end diastolic dimensions of the ventricular
cavities and wall thickness can be assessed. These measurements should have wide
applications in assessment of chamber size in congenital and acquired heart
disease. Such images will also show alterations in the configuration of the
heart chambers as for example in (L) ventricular aneurysm. By gating the data
acquisition to a pulse wave recording end-systolic images can be produced thus
permitting an estimate of the ventricular ejection fraction. Because the wall
thickness is also shown it should be possible to distinguish the different
patterns associated with pressure and volume overload of the ventricles. The
greatest potential of the technique however is the possibility of combining in
one study an assessment of alteration in the myocardium following ischaemia on
the basis of reduced perfusion and altered water content together with an estimate of the consequent alteration in ventricular function.

An excellent display of normal gross anatomical features has been found in NMR
scans of the knee. In primary bone neoplasms the soft tissue extension and degree
of marrow infiltration by tumour has been clearly shown (Fig. 16).

Concluding Remarks

One of the few shortcomings of NMR is that it is inherently of low sensitivity
and unlike CT scanning where the signal to noise per unit time can in principle
be increased by increasing the x-ray beam intensity the NMR signal cannot be
so increased because its size depends on the net concentration of atoms being
imaged. The price to be paid for this low sensitivity and for its great versatility is time. To come to terms with this limitation methods are being devel-
oped which allow multiple slices to be acquired during a single NMR exposure.
By converting the continuous spin distribution in a cross-section into a
discontinuous sequence by an ingenious pulse sequence it is possible to collect
data from them simultaneously and this allows high speed low resolution imaging
in the echo planar technique (15).

Because of their lesser abundance in biological tissues and smaller inherent
NMR signal imaging using other magnetic nuclei will only be possible at either
much lower resolution or with very long exposure times.

Although NMR has put radiology on the threshold of exciting times its promise
should not blind us, however, to the need for a careful, orderly further
assessment of its value and limitations in clinical practice.

Acknowledgment

The authors wish to make grateful acknowledgment to the Department of Health
and Social Security and in particular to Gordon Higson and John Williams for
their support and encouragement.

References

1. Lauterbur, P.C. (1973) Image formation by induced local interactions:
    examples employing nuclear magnetic resonance. Nature. 492, 190-191.
2. Worthington, B.S. (1983) Clinical prospects for Nuclear Magnetic
    Resonance. Clinical Radiology (in press).
3. Young, I.R., Burl, M., Clarke, G.J., Hall, A.S., Passmore, T., Collins, A.G.,
    Smith, D.T., Orr, J.S., Bydder, G.M., Doyle, F.H., Greenspan, R.H. &
    Steiner, R.E. (1981) Magnetic resonance properties of hydrogen imaging
    the posterior fossa. A.J.R., 137, 895-901.
4. Crooks, L.E., Mills, C.M., Davis, P.L., Brant-Zawadski, M., Hoenninger, J.,
    Arakawa, M., Watts, J., Kaufmann, L. (1982) Visualization of cerebral
    and vascular abnormalities by NMR imaging. The effect of imaging
    parameters on contrast. Radiology, 144, 843.
5. Holland, G.N., Hawkes, R.C., Moore, W.S. (1980). NMR tomography of the
    brain. Coronal and sagittal sections. J. Comput. Assist. Tomogr. 4,
    429-433.
6. Holland, G.N., Moore, W.S., Hawkes, R.C. (1980). Nuclear magnetic magnetic
    resonance tomography of the brain. J. Comput. Assist. Tomgr, 4, 1-3.
7. Ling, G.N. (1970). The physical state of water in living cells and its
    physiological significance. Interm. J. Neurosci. 1, 129-152.
8. Young, I.R., Bydder, G.M., Hall, A.S., Steiner, R.E., Worthington, B.S.,
    Hawkes, R.C., Holland, G.N., Moore, W.S. (1982). The diagnosis of
    extra-cerebral collections by NMR imaging. American J. Neuroradiology,
    (In press).
9. Doyle, F.H., Pennock, J.M., Orr, J.S., Gore, J.C., Bydder, G.M., Steiner, R.E.,
    Young, I.R., Clow, H., Bailes, D.R., Burle, M., Gilderdale, D.J., & Walters,
    P.E. (1981) Imaging of the brain by nuclear magnetic resonance. Lancet, ii.
    53-57.
10. Bydder, G.M., Steiner, R.E., Young, I.R., Hall, A.S., Thomas, D.J.,
    Marshall, J., Pallis, C.A., Legg, N.J. (1982) Clinical NMR imaging of the
    brain: 140 cases. A. J. R. 139, 215.

11. Young, I.R., Bailes, D.R., Burl, M., Collins, A.G., Smith, D.T.,
     McDonnell, M.J., Orr, J.S., Banks, L.M., Bydder, G.M., Greenspan, R.H.
     & Steiner, R.E. (1982). Initial clinical evaluation of a whole body
     nuclear magnetic resonance tomograph. Journal.of Comput. Assist. Tomgr,
     6, 1-18.
12. Doyle, F.H., Pennock, J.M., Banks, L.M., McDonnell, M.J., Bydder, J.M.,
     Steiner, R.E., Young, I.R., Clarke, G.J., Pasmore, T. & Gilderdale, D.J.
     (1982) Nuclear magnetic resonance imaging of the liver - initial
     experience, A.J.R., 138, 193-200.
13. Hawkes, R.C., Holland, G.N., Moore, W.S., Roebuck, E.J., & Worthington, B.S.,
     (1981a). Nuclear magnetic resonance tomography of the normal abdomen.
     Journal Comput. Assist. Tomgr. 5, 613-618.
14. Hawkes, R.C., Holland, G.N., Moore, W.S., Roebuck, E.J. & Worthington, B.S.,
     (1981b) Nuclear magnetic resonance tomography of the normal heart. Journal
     Comput. Assist. Tomogr, 5, 605-612.
15. Ordidge, R.J., Mansfield, P. & Coupland, R.E. (1981). Rapid biomedical
     imaging by NMR. B.J.R. 54, 850-855.

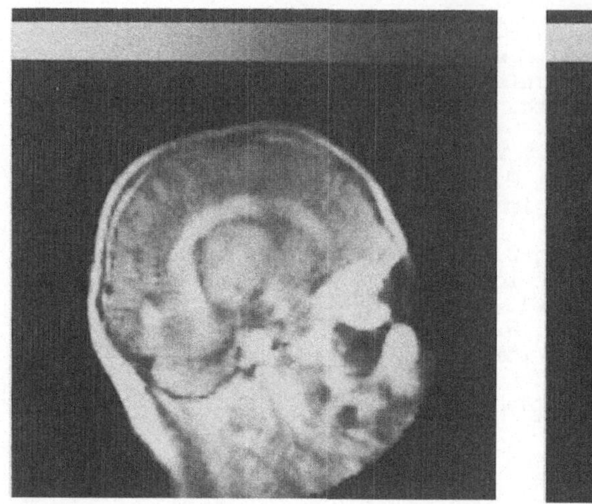
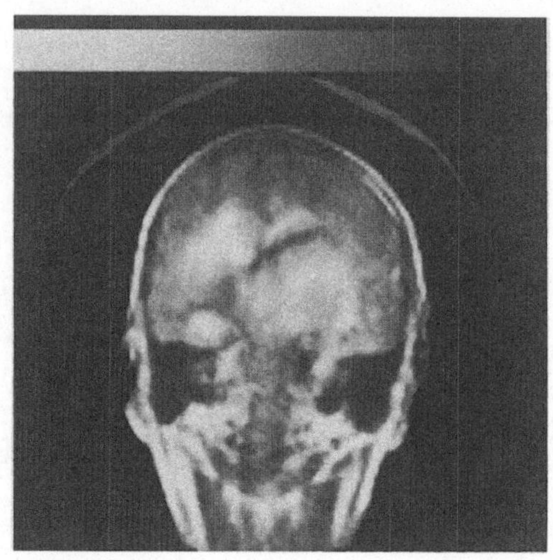

Fig. 1 a,b. Coronal (a) and Parasagittal (b) NMR scans of a patient with a glioma of the basal ganglia

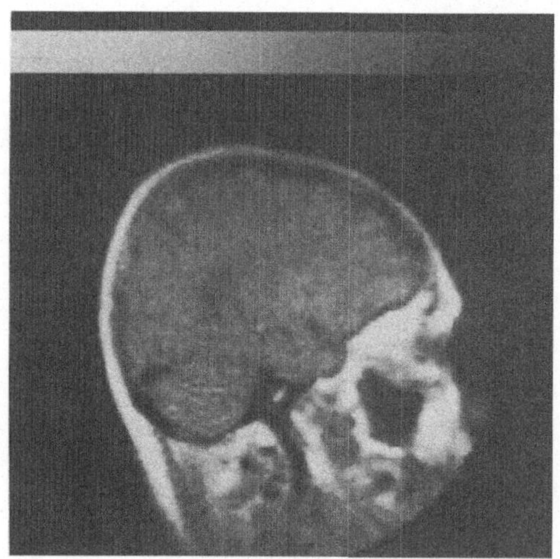
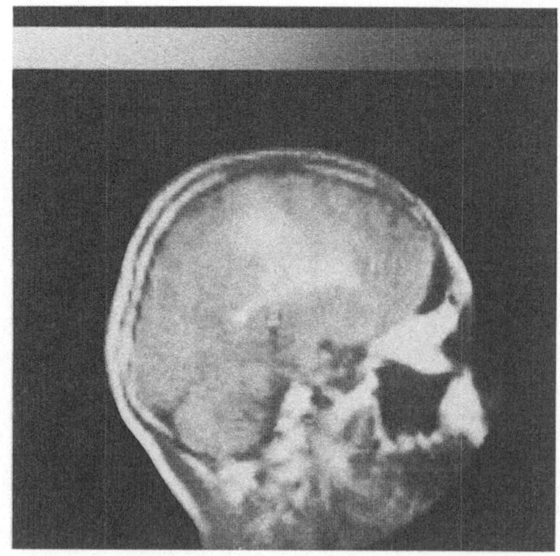

Fig. 2 a, b. Parasagittal scans in a patient with an infiltrating glioma. Because the T1 value of the tumour is greater than 800 m.secs. it is not seen on the modified SSFP sequence (a) whereas it is clearly visualised

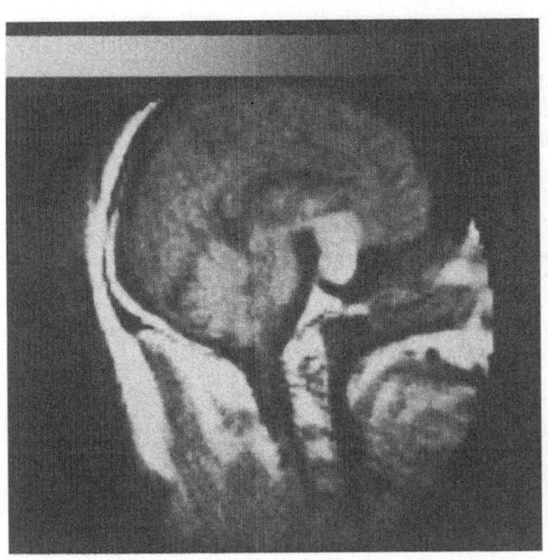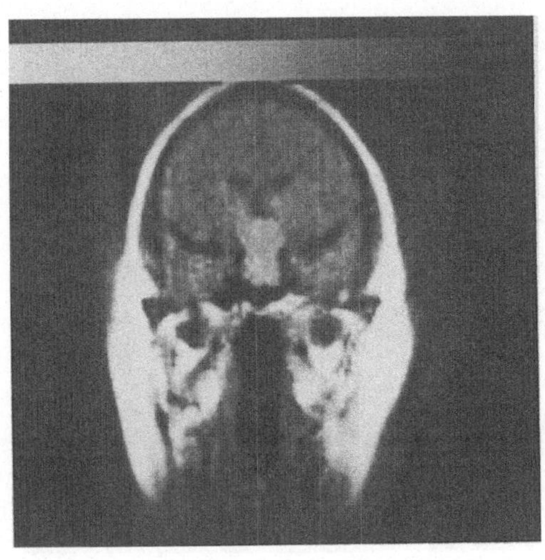

a

b

Fig. 3 a,b. a Sagittal and (b) Coronal NMR scans in a patient with a chromophobe adenoma which has a large suprasellar extension

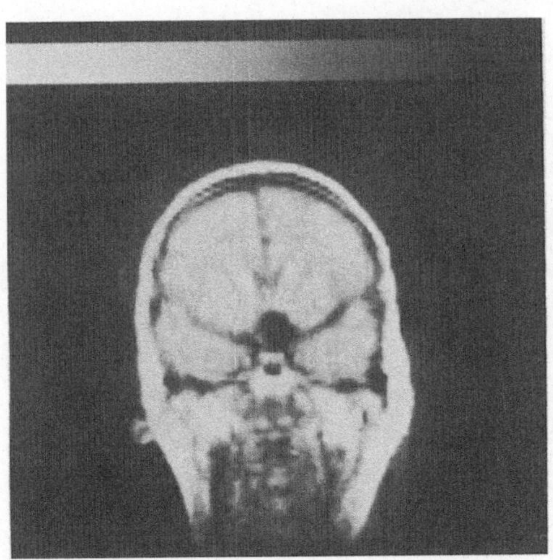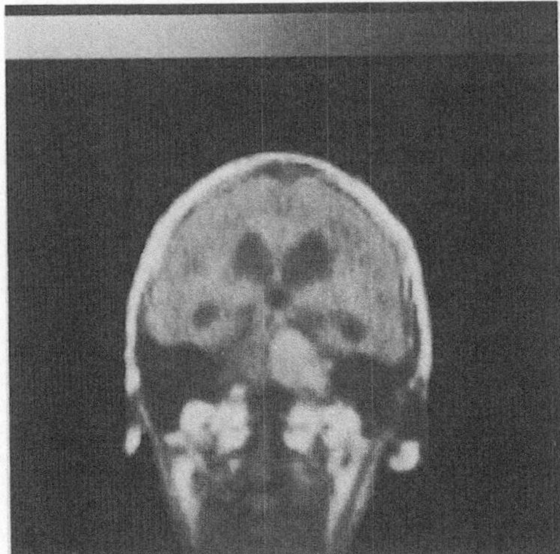

4

5

Fig. 4. Coronal NMR scan in a patient with a suprasellar aneurysm. A zero signal was obtained from within the aneurysm on both SSFP sequences indicating the presence within it of rapidly moving blood

Fig. 5. Coronal NMR scan of a patient with an acoustic neuroma showing the relationship of the tumour to the brain stem and tentorial hiatus

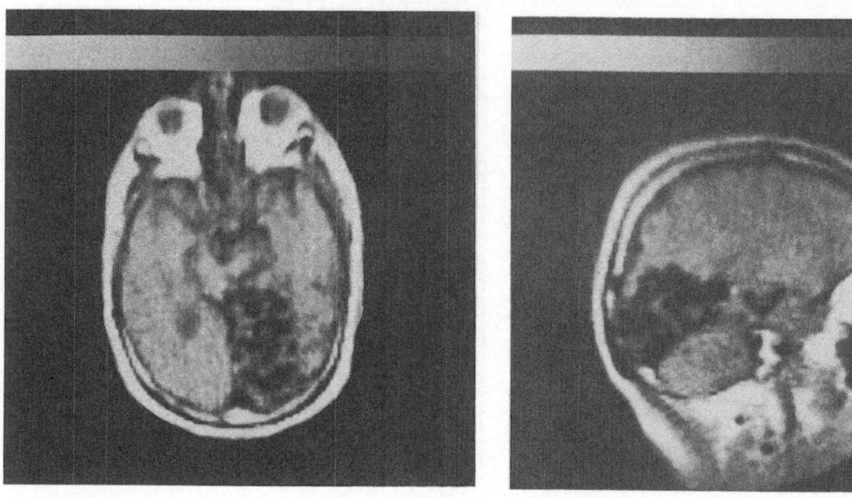

Fig.6 a,b. <u>a</u> Transverse and <u>(b)</u> parasagittal NMR scans in a patient with a large occipital angioma

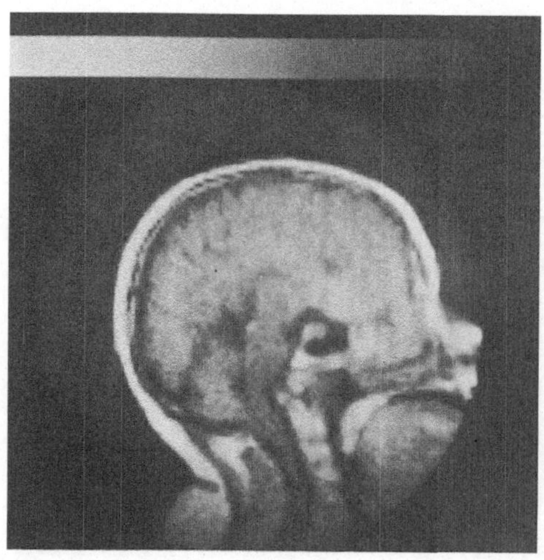

Fig. 7. Sagittal NMR scan in a patient with basilar invagination. The deformity of the brain stem is seen to be centred on the abnormally situated odontoid peg

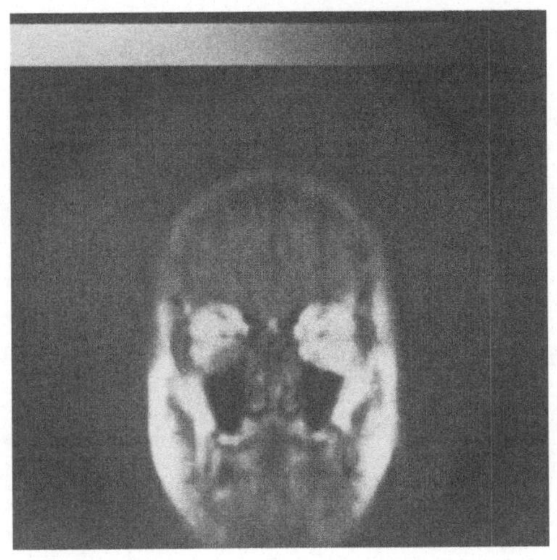
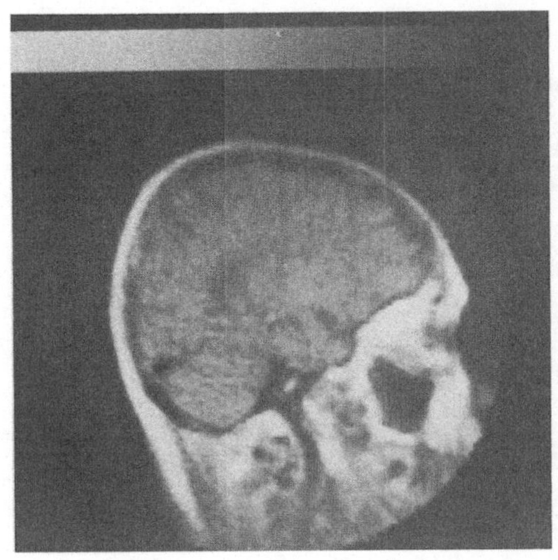

a

b

Fig. 8 a,b. Coronal (a) and parasagittal (b) NMR scans of a patient with a metastasis within the left orbit

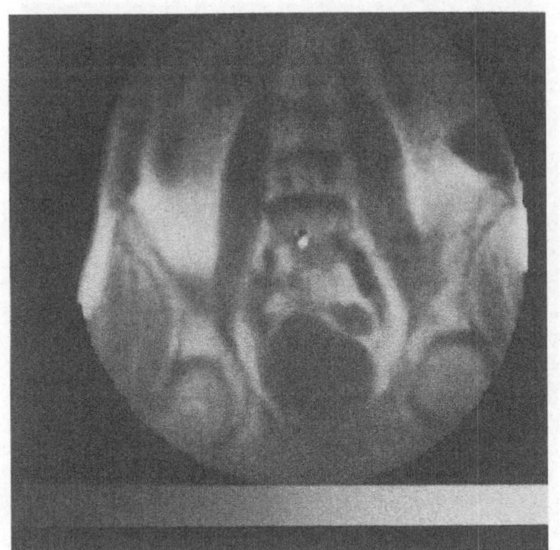
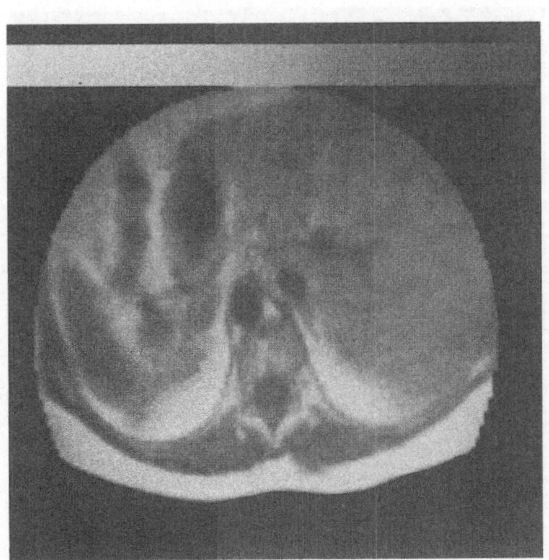

9

10

Fig. 9. Coronal NMR scan through the abdomen of a normal subject intersecting the hip joints and retroperitoneal structures

Fig. 1o. Transverse high resolution scan of the abdomen showing a left adrenal tumour. The normal right adrenal is also demonstrated

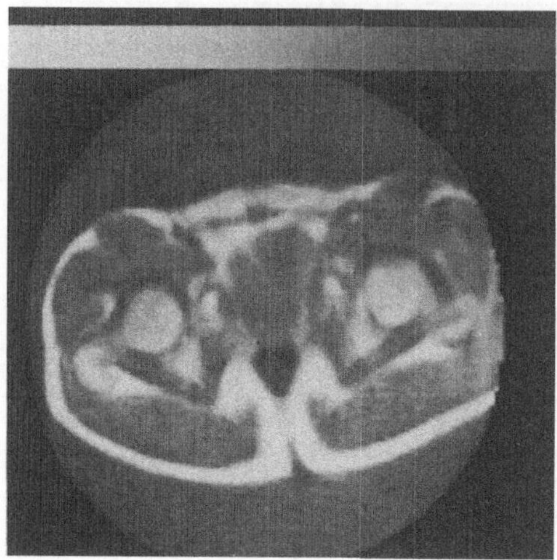

Fig. 11. Transverse NMR scan through the pelvis intersecting the hip joints

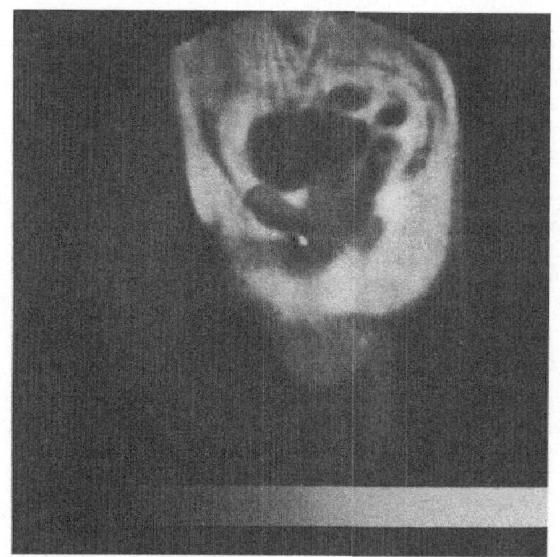

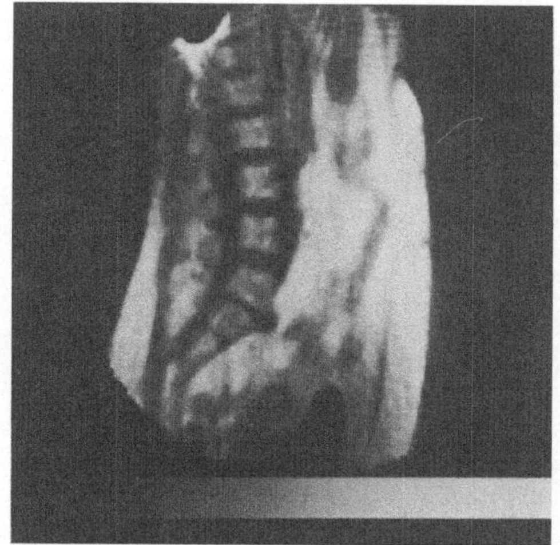

12

13

Fig. 12. Sagittal NMR scan of the pelvis in a normal subject to show the bladder and prostate gland

Fig. 13. Sagittal NMR scan of the lower abdomen showing the lumbosacral spine. There is narrowing of the L5–S1 disc space with associated marginal osteophytic lipping anteriorly

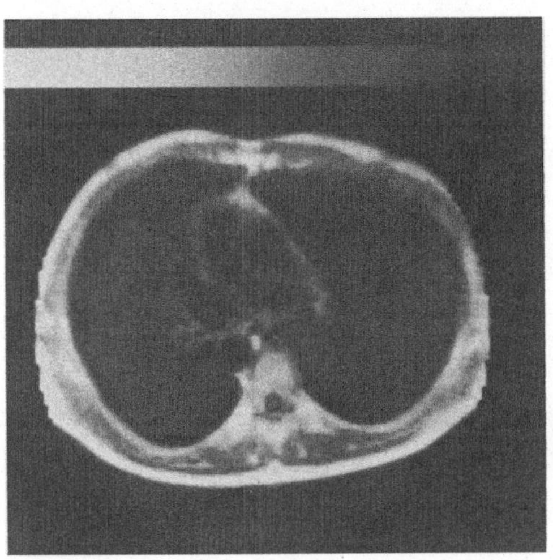
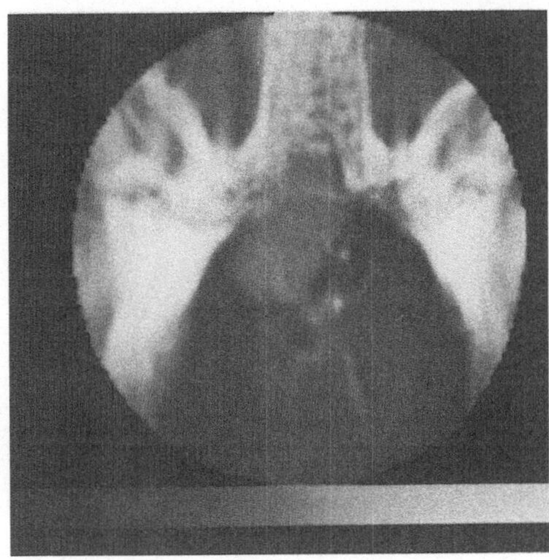

Fig. 14 a, b. (a) Transverse NMR scan through the thorax of a normal subject intersecting the great vessels. b Coronal NMR scan of the thorax of a patient with a large neurofibroma in the upper right chest. The compression and deviation of the trachea to the left is well shown

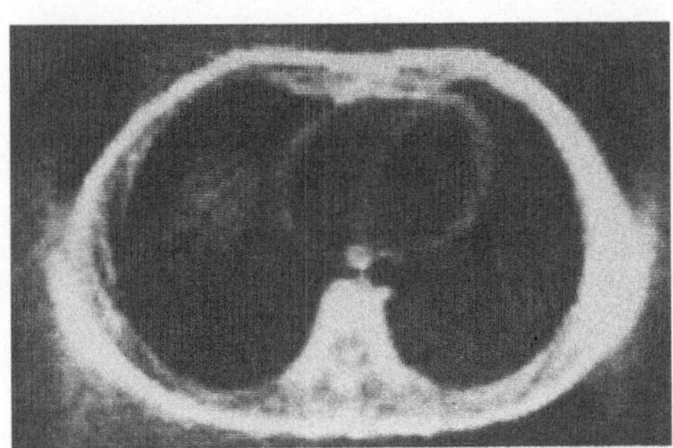
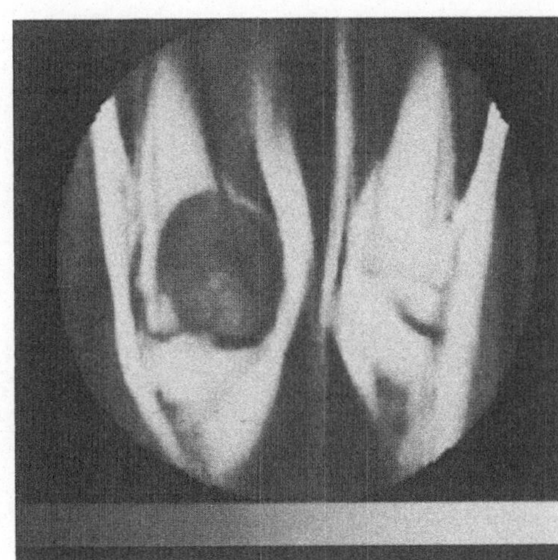

Fig. 15. Transverse NMR scan of the thorax intersecting the heart

Fig. 16. Coronal NMR scan of osteosarcome showing clearly extension of tumour along the femoral shaft

Praktische Perspektiven der Kernspin-Resonanz in der Medizin

L. L. ALT

Während der vergangenen 5 Jahre wurden bedeutende Fortschritte in
der KSR-Bilddarstellung erzielt. So ist es nicht überraschend, daß
heute mehrere Firmen Geräte zu diesem Zweck anbieten. Jedes System
verwendet unterschiedliche Bilddarstellungsprinzipien und Konstruktionen. Obwohl es zu früh ist, die vorhandenen Systeme in sinnvoller Weise zu vergleichen, kann man die folgenden Bemerkungen machen:

1. Die Bildqualität steigt mit zunehmender Feldstärke. Heute werden
   die besten Bilder bei einer Feldstärke von 3500 Gauss produziert.
2. Die vorhandenen Geräte verwenden eine Feldstärke, die zwischen 500
   und 3500 Gauss liegt.
3. Bis 1500 Gauss kann man relativ billige Widerstandsmagnete verwenden.
4. Über 1500 Gauss sind supraleitfähige Magnete nötig.
5. Bisher ist nur eine geringe klinische Erfahrung vorhanden.

Die magnetische Feldstärke ist nicht der einzige Faktor, der die Bildqualität beeinflußt. Es stellt sich heraus, daß die Bildqualität auch
von der Geometrie des angeregten Gewebebereiches und vom Typ der HF-
Anregung abhängig ist. Unter den HF-Anregungsmethoden haben sich _In-
version Recovery_, _Saturation Recovery_ und _Partial Saturation_ als am
geeignetsten erwiesen. Jedoch ist es der Zeit voraus zu bestimmen,
welche Anregungsmethode die geeignetste zur Erfassung einer bestimmten Pathologie wäre. Deshalb wird derselbe Patient oft mit mehreren
HF-Anregungsmethoden untersucht.

Die Anwendungsmöglichkeiten der Kernspin-Resonanz kann man in die folgenden Kategorien einstufen:

1. Morphologische Gewebedifferenzierung aufgrund der hohen Kontrast-
   empfindlichkeit und
2. Gewebecharakterisierung;
eine potentielle Anwendung, die auf der Modulation des Kernspin-Reso-
nanz-Signales durch chemische Einflüsse beruht.

Die heutigen Kernspin-Resonanz-Bilder sind Beispiele der Gewebedifferenzierung. Es ist jedoch kaum eine Information hinsichtlich der vorhandenen Pathologie möglich. In der Fachliteratur wurde eine Reihe
von Anwendungsmöglichkeiten beschrieben:

1. Frühzeitige Erkennung von Ödemen, Infektionen, Gehirninfarkten und
   Gehirnmetastasen.
2. Angiographie ohne Kontrastmittel.
3. Differenzierung zwischen Exsudat und Transsudat in Fällen abdominaler Flüssigkeitsansammlung.
4. Zerstörung von Myelin.
5. Blood-Flow-Messungen.
6. Myelographie (Ödem der Nervenwurzeln).

Zweifellos kann man mit der Weiterentwicklung der Kernspin-Resonanz
zusätzliche Anwendungen erreichen, die die Nützlichkeit dieser diagnostischen Methode erweitern werden.

Trotzdem sind die meisten Fachleute der Meinung, daß die Gewebecharakterisierung eine viel wichtigere Methode ist als die relativ einfache Gewebedifferenzierung.

<u>Die potentiellen Möglichkeiten sind</u>:

1. Charakterisierung verschiedener Organe und Gewebearten.
2. Lokale Stoffwechselstudien in gesundem und erkranktem Gewebe.
3. Überwachung von Strahlen- und Chemotherapie.
4. Chemotherapieplanung.
5. Entwicklung neuer Therapiemittel.

Die beiden Anwendungskategorien haben verschiedene technische Anforderungen:

	Bilddarstellung	Gewebeanalyse
Feldstärke Feldhomogenität Magnettyp Softwareprogramme	500 - 3500 Besser als 1:100,000 Widerstand, Supraleiter Ziemlich kompliziert; Weiterentwicklung	Über 10,000 1:10,000,000 Supraleiter Sehr komplex und umfangreich, gegen- wärtig nicht vor- handen

Kernspin-Resonanz-Geräte sind teurer als CT-Systeme und kosten circa
2 bis 5 Millionen DM. In diesem Betrag sind die Kosten der notwendigen und umfangreichen Bauarbeiten nicht inbegriffen. Es wird deshalb
schwierig sein, den Erwerb eines Kernspin-Resonanz-Gerätes zu rechtfertigen, solange solche Geräte nur CT-ähnliche Bilder produzieren
und keine Gewebecharakterisierung durchführen können.

Die notwendigen Bauarbeiten sind wegen des Umfanges der Räumlichkeiten, Bodenbelastung, HF-Abschirmung, Klimatisierung usw. sehr teuer.
Ein kurzer Überblick der technischen Spezifikationen des Magneten
illustriert dieses Problem:

Magnet (Gauss)	1 500	3 000	5 000	15 000
Länge/Höhe (m)	2.1x2.3	2.3x2.5	2.3x2.5	2.3x3.0
Gewicht (kg)	2 500	4 500	4 800	8 050
Max. Stromverbrauch (KVA)	85	25	25	25
Kühlwasser (l/h)	5 700	180	300	600
Flüssiges Helium (l/h)	-	0.5	0.5	0.5
Flüssiger Stickstoff (l/h)	-	2.0	2.0	2.0
Wärmeleistung (KW)	103	29	29	29

Die o.a. Strombedarfswerte berücksichtigen nicht den Bedarf der Gra-
dientenspule und des Hochfrequenzgenerators. Diese zusätzlichen Strom-
werte liegen zwischen 15 und 75 KVA.

Das hohe Magnetfeld dieser Geräte ist leider nicht auf das Innere
des Magneten begrenzt, deshalb muß man mit einem umfangreichen Streu-
bereich rechnen:

Magnet:	Streubereich (m):	
(Gauss)	3 Gauss:	1 Gauss:
1 500	6.4	9.4
3 000	8.2	11.3
5 000	10.0	14.3
15 000	13.7	20.4

Wegen der großen Streubereiche der Magneten kommt es zu einer Störung
aller elektronischen Geräte, die sich in diesem Bereich befinden. Die
Grenzwerte der Störung solcher Geräte sind

Bildschirmröhren	10 Gauss
Röntgenröhren	10 Gauss
Magnetbandgeräte	10 Gauss
Herzschrittmacher	3 Gauss
Nuklearkameras	1 Gauss
Bildverstärkerröhren	1 Gauss
Nuklearkameras (Tomographie)	0.6 Gauss

Große, eisenhaltige Gegenstände, wie z.B. die Doppel-T-Träger, Wasser-
leitungsröhren, Stahlmöbel usw., beeinflussen die Homogenität des Magnetfeldes. Bewegte Stahlgegenstände, wie z.B. Aufzüge, Fahrzeuge, Hub-
wagen usw., sind besonders störend, da deren Einfluß leider nicht kom-
pensierbar ist. Im Sinne der obigen Bemerkungen kann man es verstehen,
daß Kernspin-Resonanz-Geräte planvoll gebaute Räumlichkeiten benötigen, deren Kosten 1 Million DM überschreiten können.

Man darf auch die Betriebskosten nicht außer Acht lassen, da diese
Geräte hohe Strom- und Kühlungsanforderungen haben. Es ist interessant,
daß die Betriebskosten von Widerstandsmagneten denen der supraleitenden Systeme ähnlich sind. Aber das Vorhandensein und der hohe Helium-
Preis in manchen Ländern kann ernste Probleme verursachen.

Die jährlichen Ausgaben sind in der folgenden Aufstellung zusammengefaßt:

<u>Ständige Unkosten/Jahr</u>

	Widerstand (1.5 K Gauss)	Supraleiter (8.0 K Gauss)
Gerät*	885.000,00	1.275.000,00
Bauarbeiten*	120.000,00	160.000,00
Kühlmittel**		50.000,00
Stromverbrauch***	93.000,00	45.000,00
Personal	100.000,00	100.000,00
Servicevertrag	165.000,00	240.000,00
Laufende Unkosten	718.000,00	978.000,00
Ständige Unkosten pro Jahr:	2.081.000,00 DM	2.848.000,00 DM

*   mit Zinsen und fünfjähriger Amortisation
**   flüssiges Helium: DM 10,00/l, flüssiger Stickstoff: DM 0,25/l
*** Starkstrom: DM 0,15/KW-Stunde

<u>Die heutige Lage ist in der folgenden Zusammenfassung beschrieben</u>:

Die Bildqualität ist angemessen; weitere Fortschritte sind erwünscht.
Die KSR-Bilddarstellung ist schon mit mittlerer Feldstärke und Homogenität möglich, aber die optimale Feldstärke ist noch unbekannt.
Die Gewebe-Charakterisierung benötigt eine viel höhere Feldstärke und Homogenität, die heutigen Geräte sind für diesen Zweck nicht geeignet.
Die Technologie der Supraleitermagnete ist relativ neu, deren Zuverlässigkeit muß noch bewiesen werden.
Die Entwicklung der Gewebe-Charakterisierungsprogramme benötigt Zeit und einen enormen Aufwand.

Aber die Zukunftsperspektiven der Kernspin-Resonanz sind aufgrund neuerer Ergebnisse vielversprechend:

Die erste in-vivo Phosphor-31-Analyse am menschlichen Gehirn im General Electric's-Forschungs- und Entwicklungszentrum.

Die Aufnahme der ersten Hochfeldbilder am Menschen bei 15,000 Gauss.

Überlegungen zur Planung einer NMR-Tomographie-Abteilung

M. Meves, G. Bielke

Nach ersten praeklinischen Erfahrungen wird die NMR-Tomographie in
naher Zukunft, ähnlich wie die Computer-Tomographie im Anfang der
siebziger Jahre, mit Sicherheit ein neues, das diagnostische Spekt-
trum erweiterndes Verfahren werden, das mit großer Wahrscheinlich-
keit auch eine quantitative chemische Analyse in vivo (Gewebstypi-
sierung, Metabolismus) möglich machen wird (1, 2).
Die technischen Bedingungen stellen beim Einbau in große Gebäudekom-
plexe Anforderungen an die Räumlichkeiten, die weit über die von der
Röntgenologie bekannten Erfordernisse hinausgehen. Die bislang bekannten Voraussetzungen sollen skizziert werden.
Grundsätzlich sind folgende Ausgangsbedingungen bei der Aufstellung
von NMR-Tomographiegeräten zu berücksichtigen:

1. Starkes statisches Magnetfeld (Bereich 1 - 15 kG)
2. Im Gerät integrierter Radiosender und -empfänger (Bereich: 4-6o MHZ)
3. a. Hoher Strom- und Wasserbedarf bei Luftspulengeräten
   b. Verbrauch von Helium, bzw. Stickstoff bei supraleitenden Geräten
4. Hoher Raumbedarf (keine Abschirmung gegen Magnetfeld)
5. Hohes Gewicht (Deckenbelastung 2,5 - 8 Tonnen)
6. Teuer in der Anschaffung und im Unterhalt
7. Enge Anbindung an diagnostische Abteilungen (Röntgen, Ultraschall,
   Nuklearmedizin)

1. Statisches Magnetfeld

Bei den derzeit zur Verfügung stehenden Systemen muß bei Luftspulengeräten mit Magnetfeldstärken von etwa 1,5 Kilogauss (kG) gerechnet
werden und bei supraleitenden (Kryo) Magneten mit Feldstärken über
2,5 kG.
Wie aus der Abb. 1 deutlich wird, laufen die Linien gleicher Magnetfeldstärke in Ellipsoiden, wobei die metrische Ausdehnung abhängig ist
von der Stärke des statischen Magnetfeldes. Dies hat für den Ort der
Aufstellung eine wesentliche Bedeutung, da es Interaktionen zwischen
dem statischen Magnetfeld, ferromagnetischen Stoffen und vielen in
der Medizin benutzten Geräten gibt. Zu erwähnen ist hier an erster
Stelle der Herzschrittmacher; es existieren bestimmte Typen, bei denen die Frequenz mit kleinen Magnetumschaltern geändert werden kann,
diese können durch das starke magnetische Feld beeinflußt werden.
Obgleich bis jetzt in vivo und am Menschen keine eindeutigen Daten
vorliegen, ist übereinkunftsgemäß die Grenzlinie für Herzschrittma-
cher-Patienten die 3-Gauss-Linie, das sind etwa 7 m bei einem Feld
von 1,5 kG. Es versteht sich also, daß bis auf Weiteres derartige Patienten von der Untersuchung mit NMR ausgeschlossen sind.
Zweitens werden Elektronenstrahlen in Geräten mit Elektronenstrahlen-
röhren durch starke Magnetfelder abgelenkt und gestört. Dabei ist zu
beachten, daß das Magnetfeld räumlich rotationssymmetrisch ist, d.h.,
es werden auch Geräte in den Stockwerken über und unter dem Magneten

gestört. In Kliniken muß daher vor allem der Standort von Terminals,
Elektronenmikroskopen und Bildschirmen der Röntgen-BVFS-Anlagen beachtet werden. Falls kein anderer Platz gegeben ist, müssen gestörte

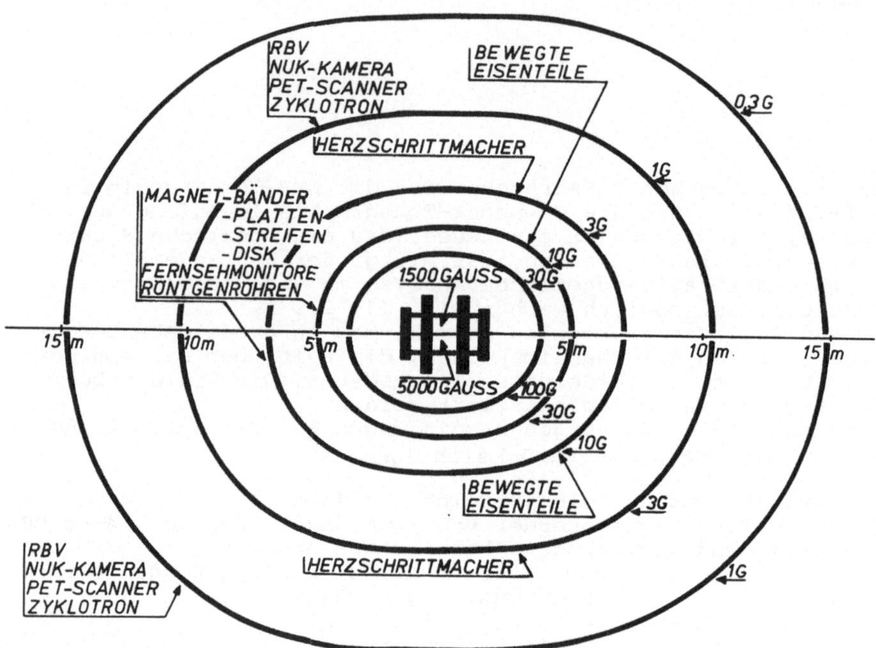

Abb. 1. Linien gleicher Magnetfeldstärke bei 1,5 bzw. 5,o kG-Magneten. Es ist zu
beachten, daß die Felder räumlich rotationssymmetrisch sind und nicht abgeschirmt
werden können

Geräte durch spezielle, mit μ-Metall abgeschirmte Bildschirme ersetzt
werden, wie sie auch in der Bedienkonsole von NMR-Tomographen selbst
verwendet werden. Die ungefähre Distanz, ab der eine Störung der Bildschirme möglich ist, ist der Abb. 1 zu entnehmen.
Schließlich ist ein wesentliches Problem die Nachbarschaft bewegter
Eisenteile, z.B. Aufzüge, Bettentransportsysteme und Automobile auf
Parkplätzen oder nahe am Gebäude vorbeiziehenden Straßen. Diese können ihrerseits das Magnetfeld beeinflussen, indem sie die Homogenität
des Feldes, die bei Luftspulen in der Größenordnung von 10^{-5} (10 ppm)
liegt, deformieren und so die Qualität der Messung nachhaltig beeinflussen.

Die Magnetfelder sind (bis auf die oben erwähnten Bildschirme) nicht
abschirmbar, was sowohl für Luftspulen als auch für Kryo-Systeme gilt.
Die Hersteller dieser Geräte verlangen daher, vor allem mit Rücksicht
auf die notwendige Homogenität der Magnetfelder, einen sehr großen
freien Raum um den Magneten herum und große Sicherheitsabstände, wobei
die Ausdehnung mit steigender Magnetfeldstärke zunimmt. Dies ist ein
Totraum, dessen Ausdehnung jedoch im Interesse der Bildqualität unbe-
dingt eingehalten werden muß. Ein möglicher Ausweg aus diesem Dilemma

ist die Entwicklung eines SIR (solenoid iron repass)genannten Ei-
senmagneten der Firma BRUKER, Karlsruhe, bei dem die Feldlinien durch
einen dicken Eisenmantel zurückgeführt werden , der unmittelbar um
eine Solenoid-Spule herumgebaut ist und wodurch die Magnetfelder, welche sowohl die Umgebung beeinflussen als auch von der Umgebung beeinflußt werden können, wesentlich kleiner sind als bei den herkömmlichen
Typen (s Abb. 2).

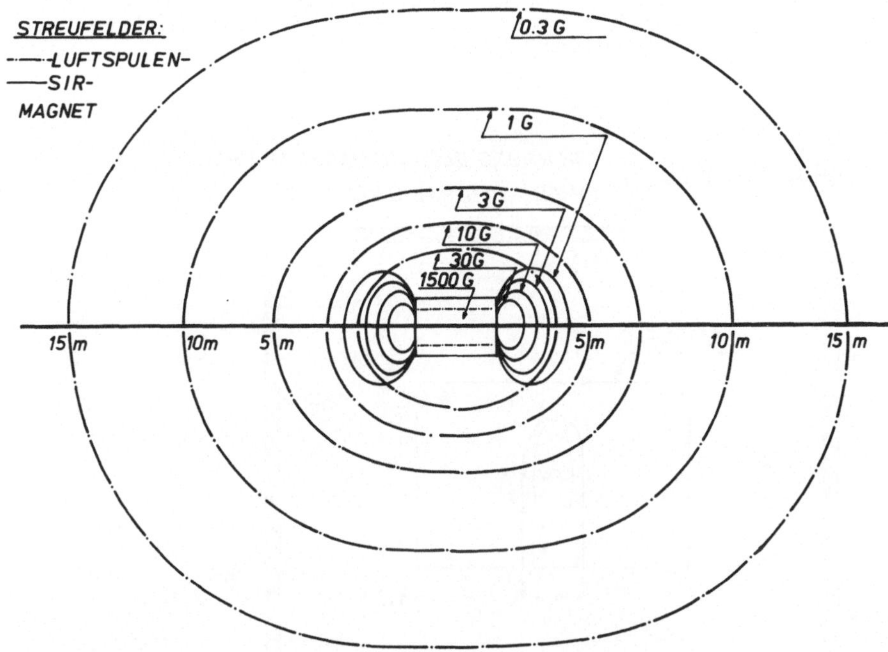

Abb. 2. Erhebliche Reduktion der Linien gleicher Magnetfeldstärke bei SIR Magneten
gegenüber einer Luftspule von 1,5 kG

Diese Lösung dürfte sich vor allem beim Einbau des Gerätes in bestehende Gebäude in Großkliniken mit ihrem weit verzweigten Netz von
Stahlbetonkonstruktionen, Aufzügen, vorgeschriebenen Transportwegen
für Essenwagen, Müllwagen, Krankentragen etc., bewähren.

2. Elektromagnetische Wellen

Im elektromagnetischen Spektrum bewegt sich die NMR-Tomographie je
nach Feldstärke etwa bei 4 - 60 MHz, also etwa im Mittel- bis Kurz-
wellenbereich. Da aus diesem Grund sowohl Beeinflussung von in der Ge-
gend des Krankenhaus liegenden Radioempfängern durch das HF-Signal
des Echopulses möglich ist und da zum andern Radiowellen von den um-
liegenden Sendern die Empfängerspule beeinflussen können, muß das
Gerät in einen Faraday'schen Käfig (s. Abbildung 3) abgeschirmt werden.
Die Bauart dieser Faraday'schen Käfige ist sehr unterschiedlich; manche Firmen empfehlen die Abschirmung des gesamten NMR-Raumes, z.B. mit
Kupfernetzunterlage unter die Tapete, was relativ teuer ist. Wir haben

bei der Aufstellung des Gerätes in der DKD beschlossen, einen relativ
großen Faraday'schen Käfig, der aus einer doppelt mit Kupfer beschich-
teten Holzkonstruktion besteht, zu verwenden. Dabei müssen spezielle
Filter bei den Durchführungen von Stromanschlüssen u.s.w. verwendet
werden und die Türen mit Schleifkontakten versehen werden. Krankentragen müssen ohne Probleme in den Käfig einrollen können (stufenloser
Fußbodenübergang). Ein "Fenster" aus Kupferlochblech gestattet Sicht-
kontakt zwischen dem Untersucher am Bedienpult und der Patientenliege.
Der Käfig muß eine eigene Klimaanlage erhalten, ein spezielles Gebläse
lenkt einen sanften Luftstrom zu dem in der Spule liegenden Patienten.
Manche Kryo-Systeme haben den Faraday'schen Käfig unmittelbar im Bereich der Spulen integriert.

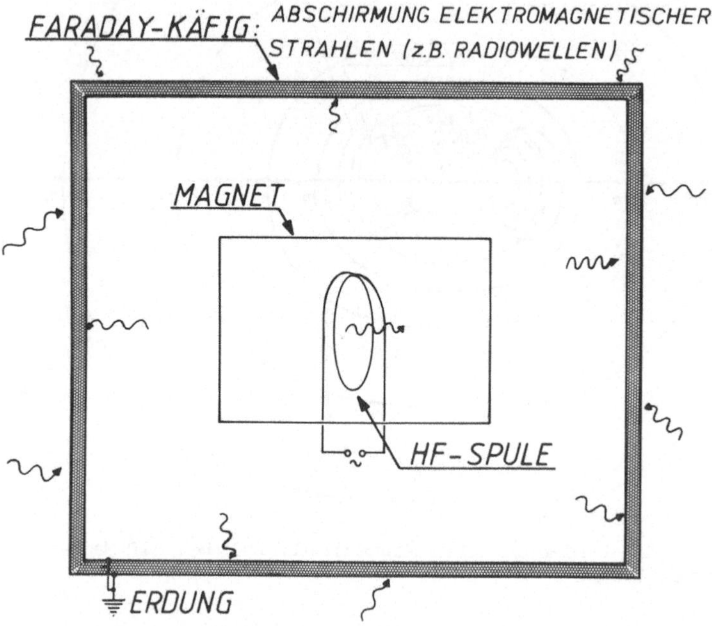

Abb. 3. Faraday'Käfig (Funktionsprinzip): Es werden hochfrequente Radiowellen abgeschirmt, nicht hingegen das statische Magnetfeld

3. Verbraucherwerte

In der Tabelle 1 sind die Verbraucherwerte für ein Luftspulensystem
von 1,5 kG und ein Kryo-System von 2,5 kG aufgetragen. Beim Luftspulengerät wird bei einer Leistungsaufnahme von 65 KW zur Erzeugung
des hohen Magnetfeldes eine hochwirksame Kühlung der stromdurchflosse-
nen Leiter notwendig. Der Leistungsbedarf von Wärmetauscher, Gradien-
ten-Netzgerät und Konsole ist dagegen gering. Beim Kryo-Magneten sind
die Verhältnisse insofern anders, als dieser Magnet infolge seiner Eigenschaften nicht abgestellt wird, sondern durchgängig 24 Stunden am
Tag in Betrieb ist, so daß hier der Verbrauch an Helium und Stickstoff

auf 24 Stunden berechnet werden muß. Man kommt überschlagsmäßig, unter Zugrundelegung der derzeit gültigen Preise für Strom und Wasser, zu Kosten pro Tag von DM 120,-- beim Luftspulengerät und DM 250,-- beim Kryo-System. Der SIR-Magnet liegt hier in der Mitte, bei einem statischen Feld von 1,5 kG verursacht er Kosten von etwa DM 70,-- und bei Erhöhung des Feldes auf 2,3 kG erhöhen sich die Kosten auf etwa DM 180,-- pro Tag bei 1o Stunden Betriebsdauer. Kryo-Systeme sind also sowohl in der Anschaffung als auch hinsichtlich Folgekosten und Raumbedarf die teuersten Systeme.

Tabelle I. Verbraucherwerte bei derzeit gebräuchlichen Gerätetypen. Eine Reduktion des Wasser- bzw. Helium- und Stickstoffverbrauchs durch Wärmetauscher bzw. Recycling wird angestrebt

VERBRAUCHERWERTE FÜR NMR-TOMOGRAPHIE

LUFTSPULENSYSTEM [*]		**KRYO-SYSTEM** [y]	
Wasserverbrauch Luftspule	$3,5\ m^3/1o^h\ (12^{o}C)$	Kryo-Magnet	$12\ 1\ He/24^h$
Leistungsaufnahmen:			
Netzgerät	65 KW		$48\ 1\ N_2/24^h$
Wärmetauscher	2,5 KW		
Gradientennetzgerät	2 KW	Gradientennetzgerät	2 KW
Elektronik/Konsole	3 KW	Elektron. Konsole	3 KW

[*] Gültig für Bruker-Geräte 1982
[y] Gültig für General-Electric-Geräte 1982

Da noch keine Vergleichsuntersuchungen vorliegen, die eine eindeutige klinische Überlegenheit der Kryosysteme beim Protonen-imaging beweisen, muß die Entwicklung der nächsten Jahre zeigen, ob es sich lohnt, Kryo-Systeme anzuschaffen oder ob man für Imaging-Fragestellungen mit Luftspulen-Systemen oder dem SIR-Magneten auskommt. Bei Anwendung höherer Feldstärken, wie sie z.B. bei der in vivo-Phosphor-Spektral-Analyse gebraucht werden, und wo Feldstärken von etwa 15 kG notwendig sind, sind supraleitende Magnete erforderlich.

Zu Punkt 4 und 5 (Raumbedarf und Gewicht)

Die Deckenhöhe muß bei Luftspulensystemen etwa 2,8 - 3 m betragen, bei Kryo-Systemen 3,o - 4,2 m, wobei die Deckenhöhe im wesentlichen davon abhängt, ob der Einfüllstutzen für das flüssige Helium und den Flüssigen Stickstoff oben auf dem Magneten oder an der Seite des Magneten plaziert werden kann. Die Raumgröße wird für Luftspulensysteme im Durchschnitt zu 6 x 8 m angegeben, für Kryo-Systeme zu 8 x 1o m. Wesentlich ist dabei der tote Raum unmittelbar in der Umgebung des Magneten, der eisenfrei sein muß, um die notwendige hohe Homogenität (Größenordnung: $1o^{-5}$) zu gewährleisten. Ein klimatisierter Computer-

raum für Netzgeräte, Wärmetauscher, Spektrometer, gradienten Netz-
gerät sowie den Komponenten der Datenverarbeitung muß etwa 2-4 m vom
Magneten entfernt liegen und benötigt etwa 2 x 3 m Grundfläche bei
beiden Systemen. Ein Gully für den Fall von Wasseraustritt im Wärmetauscher ist vorzusehen, es ist zu verhindern, daß Magnet und Elektronik durch Wasser geschädigt werden können.

Das Gewicht des Magneten beträgt bei Luftspulensystemen etwa 2.500 kg,
bei dem SIR-Magneten etwa 6.000 kg und bei Kryo-Systemen etwa 8.000 kg.
Es wird empfohlen, das Gerät möglichst weit von Stahlbetonträgern
entfernt aufzustellen. Wenn nicht anders möglich, sollte es symmetrisch zu den Stahlbetonträgern angeordnet sein (vergl. Abb4), wobei
vermieden werden muß, daß ein Träger unmittelbar in Längsrichtung
des Magneten liegt.

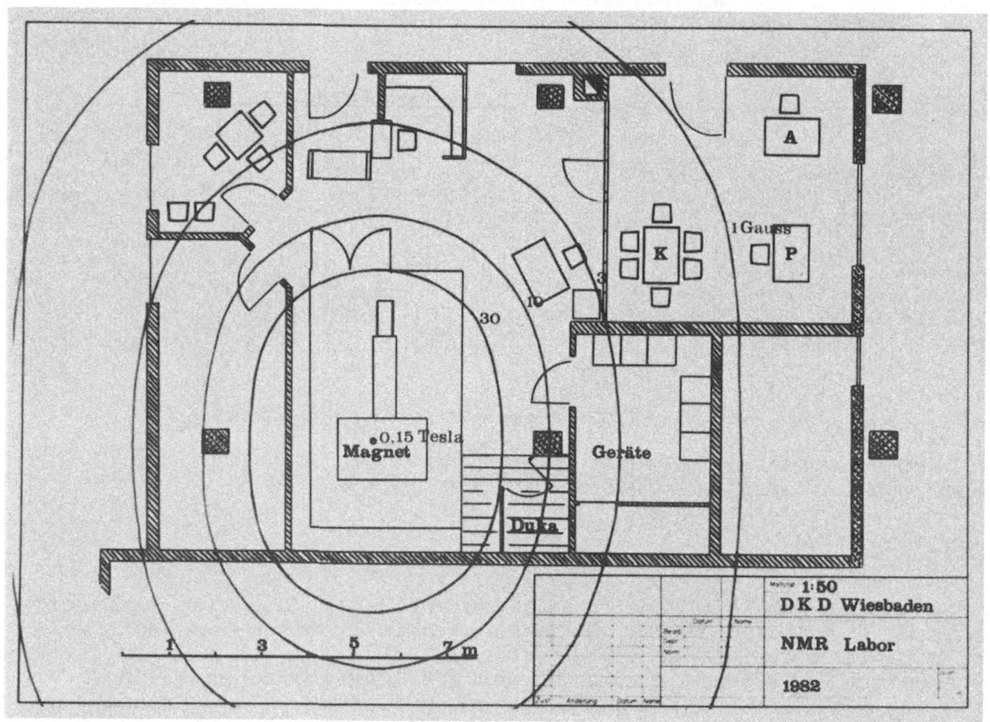

Abb. 4. Einbau eines NMR- Tomographie-Labors in eine schon bestehende Gebäudestruk-
tur: NMR-Raum, Computerraum, beides klimatisiert, Arzt- und Physikerzimmer, Warte-
zimmer, Dunkelkammer. Der Magnet ist symmetrisch angeordnet zu Stahlbetonträgern und
Unterzügen (in der Abb. weggelassen). Die Kabelverbindungen zwischen Magnet und
Geräteraum verlaufen unter einem Montagefußboden

Dabei muß beachtet werden, daß auch die Decken und Fußböden im Allgemeinen mit Eisen armiert sind, so daß Störungen eintreten können.
Auch hier gilt jedoch wieder die Regel, daß die Störung relativ gering sein dürfte, wenn die Eisenmatten symmetrisch und gleichmäßig
verlegt sind und daß durch Kompensieren (shimming)ein gewisser Aus-
gleich möglich ist. Bei Neubauten hat man es hier wesentlich leichter,
man kann sich bei den Baustoffen auf eisenfreie Baustoffe beschrän-

ken, d.h., Mauern ohne Eisenarmierung. Die Betondecken und -böden
können mit Epoxyd und Fiberglas armiert sein statt mit Eisenmatten.
Die Wandkonstruktion kann aus Holz und Mauerwerk oder Nichteisenme-
tallen wie Kupfer oder Aluminium sein, Leitungen sollten aus Plastik
oder Kupfer sein und ein gewisser Abstand zu benachbarten Häusern und
zu Verkehrswegen kann leichter eingehalten werden. Man wird also bei
Neubauten auf ein Pavillon-System zurückkommen, wie es z.B. in der
Abbildung 5 skizziert ist.

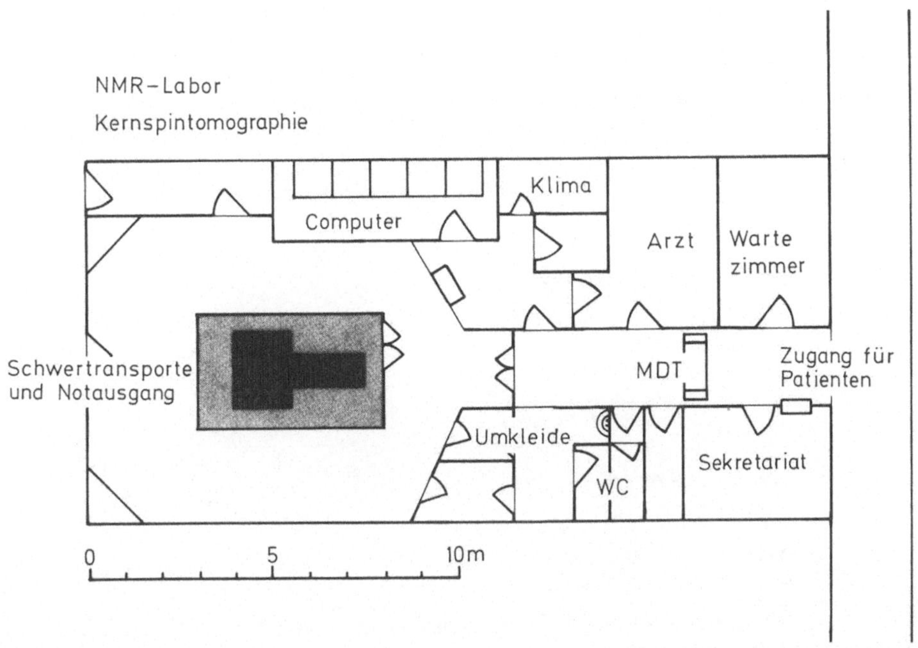

Abb. 5. Pavillon-artig konzipiertes NMR-Tomographie-Labor. In unmittelbarer Nähe
zum Magneten ist ein von außen zugänglicher Raum für flüssigen Stickstoff und fl.
Helium vorgesehen. Das Metalldetektortor (MDT) dient zur Erkennung ferromagnetischer
Teile, die u. U. im Magnetfeld als Projektil wirksam werden könnten

Es wird allgemein empfohlen, daß nur ein einziger Zugang für den normalen Personal- und Patientenverkehr vorgesehen ist. Dieser Zugang
soll durch einen Metalldetektor (MDT) überwacht werden können (wie
sie z.B. auf Flughäfen benutzt werden). Wegen der Bettenbreite von
Krankenhausbetten muß dabei eine Sonderanfertigung Anwendung finden
mit einer lichten Weite von 1,2 m. Dieser Metalldetektor muß auf
ferromagnetische Stoffe eingestellt werden um zu verhindern, daß Me-
tallteile (Kugelschreiber, Schraubenzieher o.ä.), die bei den starken
Magnetfeldern ohne weiteres aus der Brusttasche eines sich in die
Magnetöffnung beugenden Arztes oder Technikers gezogen werden können
und dann den im Magneten liegenden Patienten als Projektil treffen
und verletzen können, versehentlich eingebracht werden.

Schließlich ist darauf zu achten, daß im unmittelbaren Bereich des Magneten (30 Gauss-Linie) nur eisenfreie Materialien (z.B. zur Konstruktion der Patientenliegen, Halterung von Infusionsflaschen etc.) verwendet werden dürfen.

<u>Literatur</u>

1. Kaufman,L.Crooks,L.E.,Margulis,A.R.eds.Nuclear magnetic resonance imaging in medicine.New-York-Tokyo;Igaku-Shoin,1981

2. NMR-Imaging.Proceedings of an international symposium on nuclear magnetic resonance imaging, held at Winston-Salem.
The Bowman Gray School of Medicine of Wake Forest University, 1982

Diskussionsbeitrag

J. HEINZERLING

Ich würde gern drei Punkte kommentieren zu dem Vortrag. Im Grunde
kann man dies alles unterstreichen. Ich möchte zunächst sagen, daß
die Vorstellung eines eisenfreien Raumes, in dem man das Magnet-
system aufbaut, zwar sehr schön und wünschenswert ist, daß das aber
sicher nicht eine conditio sine qua non ist für den Betrieb eines
NMR-Abbildungssystems. Wenn man sich Raumgrößen von 8 x 6 m oder
8 x 8 m für den Magneten vorstellt, dann kann man davon ausgehen,
daß die Wände normalerweise nicht ungebührlich magnetisch stören
werden. Auch die Einflüsse der Deckenarmierung, sofern es nur Gewe-
bematten sind und nicht schwere Träger, die man sicherlich im direkten Bereich des Magneten vermeiden soll, sind ausgleichbar, indem
vergrößerter Shim-Aufwand getrieben wird. Außerdem erscheint mir
der Einbau eines Magneten in eine Abschirmkabine, die Patient und
Untersuchungspersonal trennt, nicht sehr günstig, da man claustro-
phobische Wirkungen provoziert. Die vollständige Abschirmung des
Untersuchungsraums - inklusive Bedienkonsole - oder die Integration
der Abschirmung in den Magnet erscheint mir praxisgerechter.

Zum zweiten Punkt würde ich gern sagen, daß die Kostenrechnung, die
wir hier gesehen haben, sicher im großen und ganzen mit unseren
Vorstellungen übereinstimmt und eines sehr deutlich zeigt und auch
das unterstreicht, was wir glauben, nämlich daß die Diskussion, die
in letzter Zeit immer wieder über Widerstandssysteme kontra supraleitende Systeme geführt wird, wobei die Kühl- und Betriebskosten
gegeneinander gerechnet und hochgespielt werden, eigentlich gar
nicht der entscheidende Punkt sind, sondern die Abschreibung und
Verzinsung der Anschaffungskosten bilden den Hauptkostenfaktor.

Zu dem dritten Punkt: der Eisenmagnet mit Eisenzylinder, in dem die
Spule eingebaut wird, ist ein Gedanke, den ich auch schon sehr lange
kenne. Ich persönlich bin da ein bißchen skeptisch, und zwar einfach
deswegen, weil Eisen immer großes Gewicht bedeutet. Allein um den
Fluß zurückzuführen, brauchen Sie schon mehrere Tonnen Eisen, aber
Sie deformieren mit diesem Eisen natürlich, genau wie mit jedem
Eisen in der Decke, auch Ihr Magnetfeld. Sie legen sich also eine
bestimmte Form dieses Eisenkörpers auf. Das darf sicher nicht nur
ein einfacher Zylinder sein, sondern es gibt sicher komplexere Voraussetzungen von der Form her, wenn man eine vernünftige Feldhomogenität erreichen will. Und da bezweifle ich, daß man da zu einem
vernünftigen Ergebnis kommt, das mit einer Luftspule konkurrenz-
fähig ist.

Aspekte der veränderlichen T_1-Wartezeit bei anatomischen NMR-Studien

B. G. ZIEDSES DES PLANTES JR., T. H. M. FALKE, G. J. VIELVOYE, A. E. VAN VOORTHUISEN

Bei der Kernspin-Tomographie (Nuclear Magnetic Resonance, NMR) ist die Art des Bildes abhängig von der angewandten Messtechnik. Alle NMR-Bilder auf Abbildung 1 sind vom selben Patienten und in derselben Schichtlage angefertigt. Der Unterschied zwischen den einzelnen Bildern beruht auf der unterschiedlichen Aufnahmetechnik.

Im folgenden sind die Unterschiede zwischen den Bildern der oberen Bildreihe näher betrachtet.

Unsere Experimente wurden durchgeführt mit einem experimentellen Kernspin-Tomographen von Philips Medical Systems in Eindhoven. Das Gerät besitzt einen Widerstandsmagneten, die Feldstärke beträgt 0,14 Tesla, der Bildmatrix ist 128 x 128.

Die von uns benützten Pulssequenzen sind die Inversion Recovery und Spin-Echo. Abbildung 2 zeigt die Inversion Recovery Pulsfolge. Anfangs ein 180 Grad Impuls, nach einer Wartezeit (T_d), die von uns variiert wurde, wird ein 90 Grad Impuls gegeben. Daran schliesst sich ein 180 Grad Impuls zur Kompensation der Inhomogenitäten des Feldes an.

Abbildung 3 zeigt die Spin-Echo-Pulsfolge. Es gibt nur einen 90 Grad Impuls und nachher einen 180 Grad Impuls, wiederum zur Kompensation der Inhomogenitäten des Feldes. In der Inversion Recovery nimmt mit der Verlängerung der Wartezeit der Einfluss des ersten 180 Grad Impulses ab. Die Bilder, die man dann erhält, sind den Spin-Echo-Bildern ähnlich. Wir kommen in den Beispielen darauf zurück.

Noch einige Worte betreffs der Inversion Recovery. Anfangs besteht eine vollständige Magnetisierung in der Richtung des Hauptfeldes (Abb. 4a). Mit einem 180 Grad Impuls wird die Polarisierung umgekehrt. Es gibt dann keinen Vektor in seitlicher Richtung (Abb. 4b). Darum wird kein Signal erhalten.

Jetzt ist die Magnetisierung umgekehrt. Wenn weiterhin nichts vorgenommen wird, wird der nach unten gerichtete Vektor immer kleiner bis Null. Danach wird der nach oben gerichtete Vektor immer grösser, bis der Ausgangswert wieder erreicht ist (Abb. 5). Dieser Vorgang ist nicht direkt messbar, weil es keinen transversalen Vektor gibt. Es wird also folgendes gemacht: man gibt einen 90 Grad Impuls (Abb. 4c). Es entsteht ein zur Seite gerichteter Vektor, der gemessen werden kann. Die Grösse des Vektors wird abhängig sein von der Wartezeit, bis der 90 Grad Impuls gegeben wird. Wenn diese Zeit sehr kurz ist, wird der Signal negativ sein. Etwas später, also nach einer etwas längeren Wartezeit, ist es Null und wieder etwas später ist es positiv. Zur Abbildung des Objektes brauchen wir Unterschiede der Signalintensitäten.

Abbildung 6 soll dies verdeutlichen. Oben eine kurze T_1-Kurve, also einer Materie, die schnell zur Ausgangsmagnetisierung zurückkehrt, darunter die Kurve einer Materie mit einer langen T_1. Anfangs ist der Abstand zwischen diesen Kurven klein. Es wird also wenig Kontrast geben. Danach ist der Abstand grösser, es gibt also mehr Kontrast und noch etwas später gibt es wieder weniger Kontrast.

Diese Tatsachen können an einigen Beispielen erläutert werden. Abbildung 7 zeigt dieselbe Reihe der Schnitte zum Vergleich mit dem anatomischen Querschnitt in derselben Höhe.

Abbildung 8 ist in der Höhe des Foramen magnum hergestellt. Es gibt hier einen Partial Volume Effect des Liquors und der Kleinhirntonsillen. Auf dem 400 Millisekunden-Bild (Abb. 8b) tritt die Cerebrospinalflüssigkeit mehr hervor und sind die Tonsillen kaum sichtbar. Nach 800 Millisekunden (Abb. 8d) werden die Tonsillen deutlich abgebildet. Man sieht auch mehr Details im Gebiet der Nasennebenhöhlen.

Die Bilder des Mesencephalon zeigen schön die Resultate der verschiedenen Messtechniken (Abb. 9). Nach einer Wartezeit von 400 Millisekunden sind die Liquorräume deutlich sichtbar. Man sieht jedoch wenig Details im Mesencephalon (Abb.9b). Wenn die Wartezeit auf 200 Millisekunden verkürzt wird, ist der Signal negativ (Abb. 9c). Aber der Kontrast im Mesencephalon ist grösser. Man kann den Nucleus ruber (A), die Substantia nigra (B) und den Pedunculus cerebri (C) unterscheiden.

Zusammenfassung:

Mit Hilfe der Kernspin-Tomographie können anatomische Details in bisher nicht gekannter Weise dargestellt werden.

Die Wahl der Wartezeiten soll der zu untersuchenden anatomischen Struktur angepasst werden.

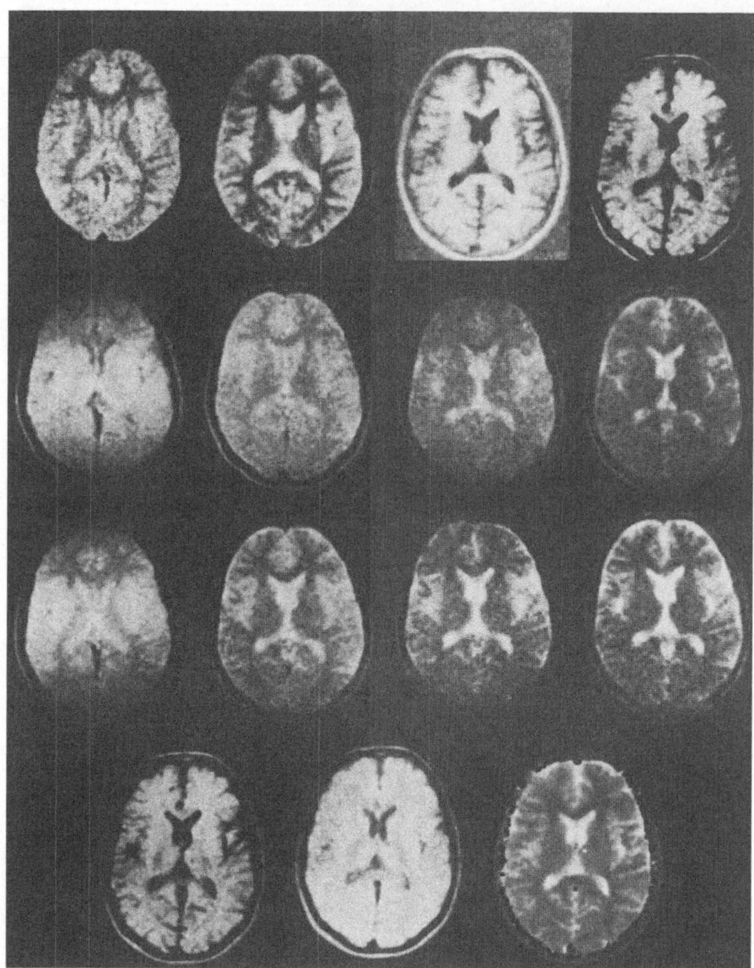

Abb. 1. <u>Obere Reihe</u>: Inversion Recovery technique von links nach rechts T_1-Warte-
zeit von 1oo, 2oo, 4oo und 8oo Millisekunden. <u>Zweite und dritte Reihe</u>: Spin-Echo
von links nach rechts. Das erste, zweite, dritte und vierte Echo-Bild nach 5o,
1oo, 15o und 2oo Millisekunden. <u>Vierte Reihe</u>: Von links nach rechts ein Inversion
Recovery, ein Spin-Echo und ein aus diesen beiden zusammen berechnetes T_1-Bild

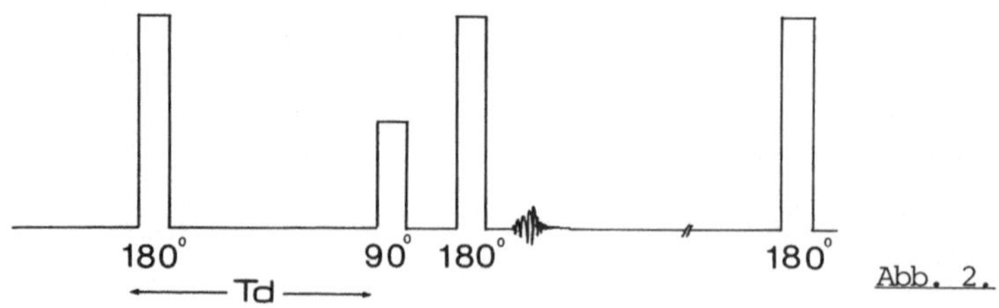

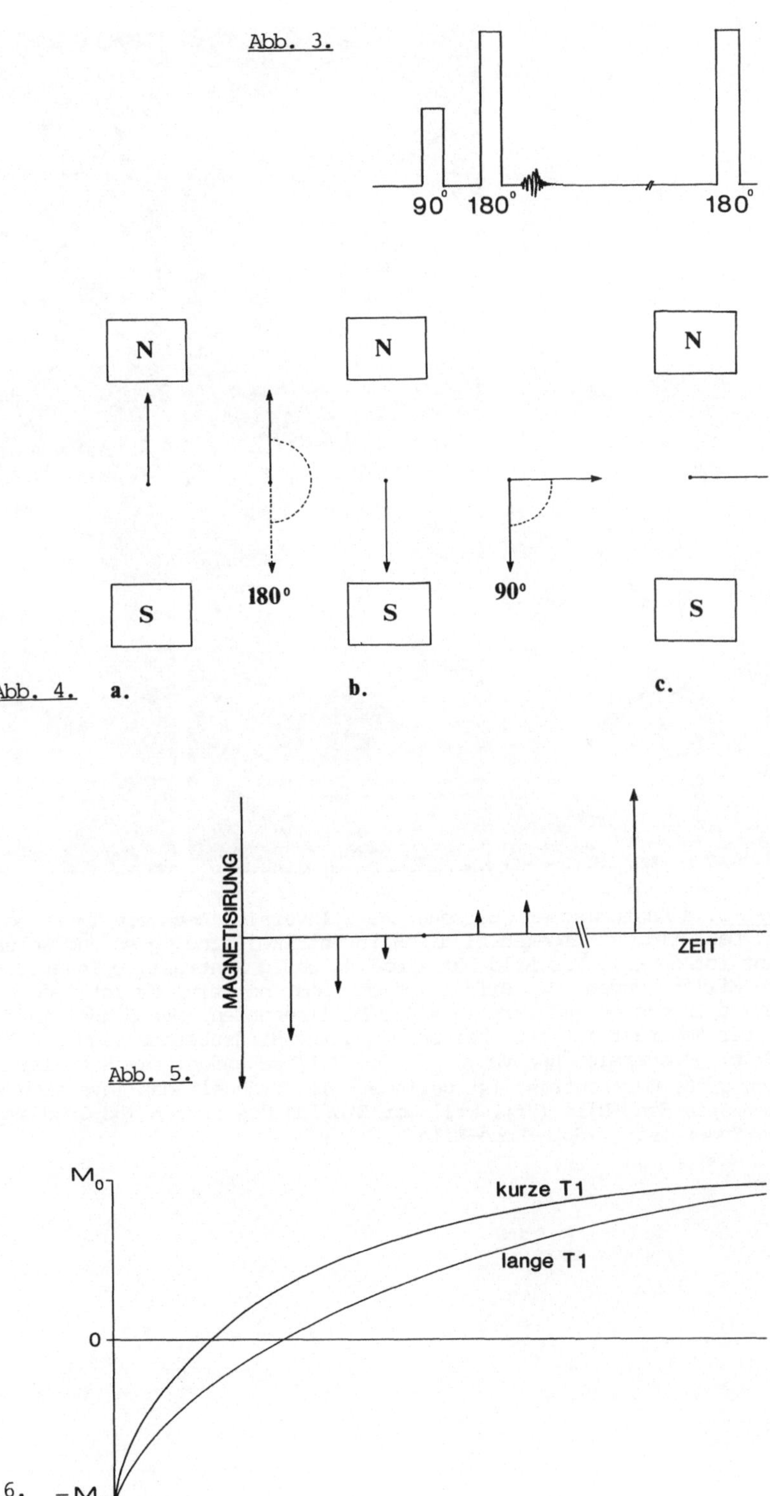

Abb. 3.
90° 180° 180°
N
N
N
180°
S
S
90°
S
Abb. 4. a. b. c.
MAGNETISIRUNG
ZEIT
Abb. 5.
M₀
kurze T1
lange T1
0
Abb. 6. −M₀

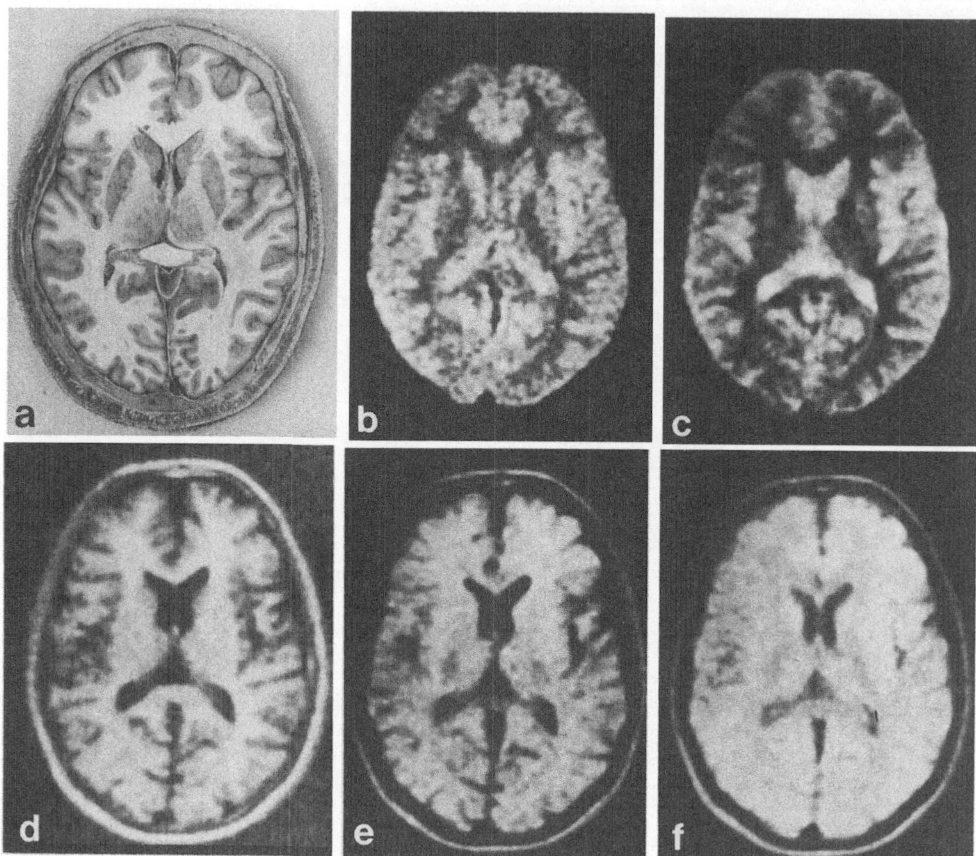

<u>Abb. 7 a-f.</u> <u>a</u> Anatomischer Querschnitt; <u>b</u> Inversion Recovery T_d = 1oo Millise-
kunden. Das Bild ist umgekehrt: die Hirnventrikel sind weiss und weisse Hirnsubstanz ist dunkel. Das Bild hat ziemlich wenig Kontrast; <u>c</u> Inversion Recovery
T_d = 2oo Millisekunden. Das Bild ist noch immer negativ. Es ist jedoch kontrast-
reicher; <u>d</u> Inversion Recovery T_d = 4oo Millisekunden. Das Signal ist jetzt positiv. Der Kontrast ist gut. Weisse und graue Hirnsubstanz sind deutlich er-
kenntlich; <u>e</u> Inversion Recovery T_d = 8oo Millisekunden. Die Signalstärke ist
ziemlich groß. Der Kontrast ist geringer. Jetzt ähnelt das Inversion Recovery
Bild dem Spin-Echo-Bild (7f), weil der Einfluß des ersten 18o Grad Impuls nur
noch geringer ist; f Spin-Echo-Bild

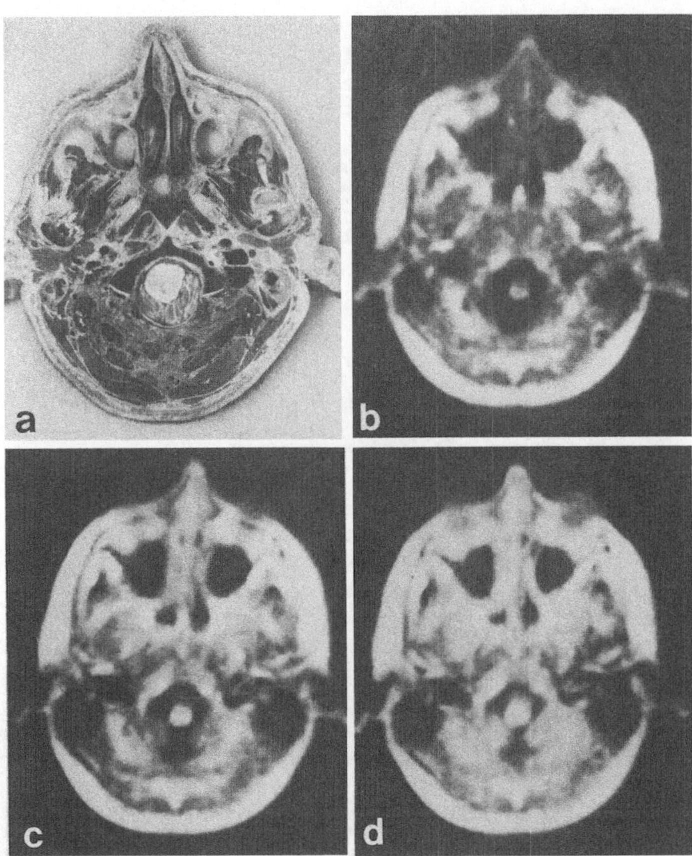

<u>Abb. 8 a-d.</u> Höhe des Foramen magnum; <u>a</u> anatomischer Querschnitt; <u>b</u> Inversion Recovery T_d = 4oo Millisekunden; <u>c</u> Inversion Recovery T_d = 6oo Millisekunden; <u>d</u> Inversion Recovery T_d = 8oo Millisekunden

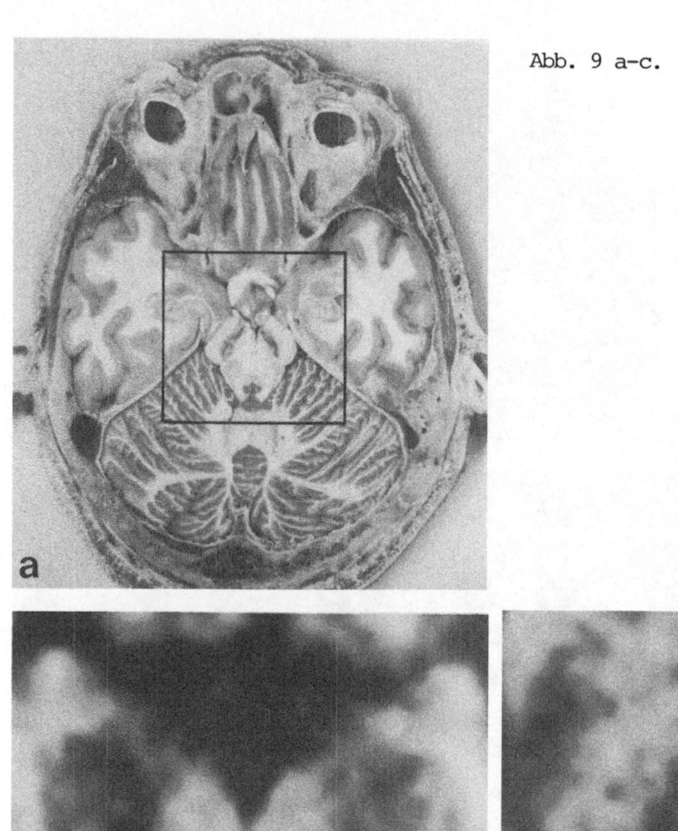

Abb. 9 a-c.
C
B
A

NMR-Untersuchungen bei Erkrankungen des Gehirns und Rückenmarkes

W. Huk

Ich möchte mich zunächst für die Gelegenheit bedanken, hier über die
Ergebnisse unserer ersten klinischen Untersuchungen mit der Kernspin-Tomographie (englisch: NMR - Nuclear Magnetic Resonance) zu be-
richten.

Seit Beginn der Entwicklung einer NMR-Anlage bei der Firma SIEMENS
hatten wir Gelegenheit, an diesem Laborgerät etwa 120 Patienten zu
untersuchen. Wir haben stets den Vergleich mit der Röntgen-Computer-
Tomographie (RCT) angestrebt, um von der vertrauten Methode über den
Informationsgehalt des unbekannten Verfahrens zu lernen. Die Feldstärke des Widerstandsmagneten des ersten Gerätes betrug 0.12 Tesla, die
des derzeitigen Gerätes 0.2 Tesla.

Nachdem die Bildqualität verbessert worden war und auch verschiedene
Bildtechniken zur Verfügung standen, haben wir systematische Untersu-
chungen vorgenommen, um die Auswirkungen der Meßparameter auf die
Bilddarstellung zu erkunden.

Wie Sie wissen, ist die Kontrastgebung und damit das Erscheinungsbild
der dargestellten Strukturen nicht nur abhängig von der Wahl der Bildtechnik, sondern auch der Wahl der Parameter innerhalb einer Bildtechnik. Gemeint sind vor allem die Abstände der Hochfrequenzimpulse und
die Ausleseverzögerungen.

Wir haben für unsere Untersuchungen vor allem das Spin-Echo Verfahren verwandt und vier Gruppen von Parametern gewählt, wobei jeweils
ein langer und ein kurzer Impulsabstand mit einer langen bzw. kurzen
Ausleseverzögerung kombiniert wurde.

Die zweite Bildtechnik, die wir eingesetzt haben, war die Inversion
Recovery (IR), auf die Herr ZIEDSES DES PLANTES bereits im Detail ein-
gegangen ist. Wir haben hier vor allem den Impulsabstand von 400 msec
eingestellt, der - wie Sie gesehen haben, und wie sich unschwer aus
den Relaxationszeiten rechnerisch ermitteln läßt - für die Kontrastgebung am Gehirn der geeignetste ist.

Abbildung 1 a-c zeigt Schnittbilder des normalen Gehirns mit IR in
der axialen, sagittalen und frontalen Projektion, die ja bei der NMR
durch einfache Umschaltung der Gradientenfelder direkt möglich sind.

Abbildung 2 a-d demonstriert den Einfluß unterschiedlicher Impulsab-
stände beim Spin-Echo (SE) auf die Bildgebung, wie er eingangs erwähnt wurde: a) bei 3.6 sec, b) bei 1.8 sec, c) bei 0.8 sec, d) bei
0.4 sec. Man erkennt, daß nicht nur der Kontrast zwischen grauer und
weißer Hirnsubstanz deutlich abnimmt, sondern auch die in Abb. 2a weiß
dargestellten Ventrikel dunkel werden, und daß die Signalstärke mit
kürzer werdendem Impulsabstand abnimmt.

<u>Fallbeispiele</u>: Die ersten klinischen Ergebnisse möchte ich nun an einer Reihe von Beispielen demonstrieren. Es sei daran erinnert, daß die NMR-Bilder stets Mischbilder sind, deren Signal sich aus den je nach Bildtechnik verschiedenen Teilsignalen der NMR-Parameter (Relaxationszeiten, Protonendichte, Bewegung der Protonen) zusammensetzt.

<u>Astrozytom</u>: Abbildung 3 a-f zeigt ein anhand des RCT-Befundes diagnostiziertes, differenziertes Astrozytom II. Bei den kurzen Impulsabständen der SE-Bilder erscheint am Ort des Tumors eine dunkle Zone geringen Signals. Bei längeren Impulsabständen wird diese Zone hell bedingt durch die verlängerten T 1 und T 2 Relaxationszeiten dieser Geschwülste. In der IR ist der Tumor am deutlichsten als scharf begrenztes dunkles Feld dargestellt.

Besondere Erwähnung verdient der Bildmodus, in dem der Tumor kaum zu erkennen ist. Während bei einem kurzen Impulsabstand von 300 msec und einer kurzen Ausleseverzögerung von 33 msec der Kontrast noch für die Tumordarstellung ausreicht, ist der Prozess in Abb. 3 e nahezu verschwunden, weil hier bei gleichem Impulsabstand eine Verlängerung der Ausleseverzögerung auf 66 msec auch die längeren T 2 -Zeiten zum Signal beitragen läßt. Dadurch wird der durch unterschiedliche T 1 -Zeiten hervorgerufene Kontrast praktisch wieder aufgehoben. Wir haben daher in der Folge auf diesen Bildmodus verzichtet.

<u>Glioblastom</u>: Bei einem malignen Gliom, einem Glioblastom, war in den verschiedenen Bildmodi des Spin-Echos und in der IR kein signifikanter Unterschied im Verhalten des Tumors im Vergleich zu den benignen Formen zu beobachten. Auch diese bösartigen Geschwülste riefen bei den langen Repetitionszeiten aufgrund verlängerter Relaxationszeiten ein intensives Signal hervor.

<u>Arachnoidalzyste</u>: Ein anderes Verhalten als die Gliome zeigt der zystische Prozess der Abbildung 4 a u.b. Das in allen Bildmodi des SE verminderte Signal ist Folge der sehr langen Relaxationszeiten von Flüssigkeiten dieser Zyste, sodaß selbst in den SE-Bildern mit langer Repetitionsrate noch kein intensiveres Signal zu messen ist. Entsprechend erscheint der Prozess dann auch in der IR schwarz.

<u>Meningeom</u>: Abbildung 5 a,b zeigt ein zentral gelegenes Meningeom, das im CT in typischer Weise nach Kontrastmittelgabe als sehr heller Prozess zu erkennen ist. Im NMR-CT ist das Verhalten dieses mesenchymalen Tumors ähnlich dem von Gliomen mit einem intensiven Signal in den SE-Bildern mit langen Impulsabständen (hier 1600 msec). Am eindrucksvollsten ist der Befund wieder in der IR mit dem scharf abgegrenzten dunklen Feld. Die verschiedenen Projektionsmöglichkeiten der NMR geben zusätzliche topographische Informationen, speziell für den Operateur.

<u>Lipom</u>: Eine weitere Tumorart demonstriert die Abbildung 6 a,b mit einem suprasellären Lipom oder Epidermoid. Im RCT fand sich die typische negative Dichte des fetthaltigen Tumors. Im NMR-Bild erscheint der Prozess in allen vier Bildmodi des SE hell. Dieses Phänomen erklärt sich durch die kurzen Relaxationszeiten der in Fett gebundenen Protonen, sodaß bereits in den kurzen Impulsabständen des Spin-Echos und in der IR ein intensives Signal gemessen werden kann.

<u>Zystisches Craniopharyngiom</u>: Ähnliche Verhältnisse wie bei der Fettgeschwulst sind bei einer isodensen Zyste eines Craniopharyngioms mit einer kleinen Verkalkung im RCT zu beobachten. Auch hier kann in

allen vier Bildmodi des SE ein intensives Signal registriert werden,
das zwar unterschiedlich stark ist, die Zyste aber doch deutlich
heller erscheinen läßt als das umgebende Gewebe. In der IR erscheint
der Prozess bei 400 msec Pulsabstand grau, dunkel bei 240 msec Pulsabstand; das heißt, daß die Zystenflüssigkeit Bestandteile mit kurzen Relaxationszeiten enthalten muß. Bei der stereotaktischen Punk-
tion der Zyste wurde ein Zysteninhalt gewonnen, der zu 86.4 % Wasser
und zu 13.5 % relativ reine Cholesterinkristalle enthielt, welche
für die kurzen Relaxationszeiten verantwortlich zu machen sind.
Abbildung 7 a und b.

<u>Hirnabszess</u>: Abbildung 8 a und b zeigt ein Beispiel, indem die NMR
der RCT derzeit noch unterlegen ist: Ein kleiner Hirnabszess ist im
CT deutlich in seinem Begleitödem zu erkennen, während er im NMR-
Bild durch die entzündliche Schwellung von einer Zone vermehrter Signalintensität verdeckt wird. Dieses Phänomen ist auch bei kleinen
Prozessen anderer Ursache, z.B. Tumoren mit perifokalem Ödem zu beo-
bachten. Es bleibt zu hoffen, daß durch eine andere Wahl der Bildpa-
rameter eine bessere Kontrastgebung erreicht werden kann, sodaß es
möglich wird, ohne den Einsatz von "Kontrastmitteln" diese kleinen
Prozesse in ihrem Ödem nachzuweisen.

<u>Multiple Sklerose</u>: In der Literatur wird besonders auch auf die
Fähigkeiten der NMR bei der Diagnostik der Multiplen Sklerose hingewiesen. Abbildung 9 a und b zeigt RCT- und NMR-Befunde eines derar-
tigen Falles. Die herdförmigen Veränderungen der MS sind im NMR-Bild
deutlicher und vollständiger dargestellt als im RCT. Das intensive
Signal der Plaques entsteht durch den Verlust von in Lipoproteinen
gebundenen Protonen mit kurzen Relaxationszeiten, sodaß als Folge
der Demyelinisierung längere Relaxationszeiten vorherrschen.

<u>Chronisches subdurales Hämatom</u>: Abbildung 10 a - c zeigt ein doppel-
seitiges chronisches subdurales Hämatom mit unterschiedlicher Strah-
lendichte im RCT. In den Spin-Echo Bildern mit kurzer Repetitionsfol-
ge liefert das röntgendichtere Hämatom links auch ein intensiveres
Resonanzsignal durch kürzere Relaxationszeiten des noch nicht ganz
verflüssigten Blutes, während das bereits in ein Hygrom übergegange-
ne hypodense Hämatom rechts dunkel erscheint und erst bei längeren
Impulsabständen ein helleres Signal abgibt. In der IR ist die Unterscheidung der beiden Hämatome nicht möglich.

<u>Intracerebrales Hämatom</u>: Ähnliche Beobachtungen wie beim subduralen
Hämatom können bei der intracerebralen Blutung gemacht werden, die
in Abbildung 11 a u. b wiedergegeben ist. Der hyperdense Kern des Hämatoms im RCT ist von einem hypodensen Saum umgeben, welcher aus verflüssigten Hämatomrandbezirken und perifokalem Ödem besteht. In den
SE-Bildern mit kurzen Repetitionsfolgen erscheint um den hier "iso-
densen" Kern ein heller Ring durch kürzere Relaxationszeiten des in
Verflüssigung begriffenen Randgebietes des Hämatoms, während das
Ödem mit seinen langen Relaxationszeiten erst bei den Bildern mit
langen Impulsabständen hell erscheint und damit den Kontrast ver-
wischt.

<u>Aneurysma</u>: Ein weiterer Abbildungsparameter - die Bewegung der Pro-
tonen - kommt in dem Beispiel eines Aneurysmas zur Wirkung. Während
das Aneurysma der Arteria carotis interna im RCT auch nach der Gabe
von Kontrastmittel nicht von anderen perisellären Prozessen unter-
schieden werden kann, ist diese Differenzierung im NMR-Bild eher möglich. Hier liefert das Aneurysma in allen Parameterkombinationen des
Spin-Echos und in der Inversion Recovery kein oder nur ein sehr gerin-

ges Signal. Ursache für diese Beobachtung ist die Tatsache, daß die durch den Hochfrequenzimpuls angeregten Protonen mit ihrem Signal durch die Blutströmung aus dem Meßbereich transportiert werden, und so nicht zum Signal beitragen können. Abbildung 12 a und b.

Besondere Möglichkeiten bietet die NMR auch in der Abklärung von Erkrankungen des Spinalkanals. Abbildung 13 a und b machen deutlich, daß hier vor allem die sagittale Schnittführung interessante Darstellungen des Rückenmarkskanals und seines Inhaltes beiträgt. Dies gilt besonders für die Spin-Echo Bilder kurzer Impulsfolge und für die IR. Für die Darstellung der Halsweichteile ist das Spin-Echo-Verfahren der IR (mit 400 msec Impulsabstand) überlegen, da diese Strukturen wegen ähnlicher Relaxationszeiten im Grau verschwimmen.

Halsmarktumor: Abbildung 14 a und b zeigt die NMR-Bilder einer tumorbedingten Auftreibung der Medulla oblongata. In den SE-Bildern mit kurzen Repetitionsfolgen und in der IR lassen sich drei kleine dunkle Herde innerhalb dieser Auftreibung unterscheiden. Bei längeren Impulsabständen wird das Signal der beiden caudal gelegenen Herde intensiver, sodaß die Vermutung gerechtfertigt ist, daß es sich bei den beiden caudalen Herden um ein Gliom oder Ödem handelt, während der weiter cranial gelegene Befund das Verhalten einer Zyste zeigt.

Syringomyelie : Abbildung 15 zeigt das Beispiel einer ausgedehnten Syringomyelie. Während in den Bildern des SE mit langen Impulsabständen nur ein verdicktes Mark erkennbar ist, läßt sich die Syrinx mit ihren langen Relaxationszeiten erst in den Bildern mit kurzer Repetition als dunkles Band verminderten Signals abgrenzen. Aus gleichem Grund ist der Befund auch in der IR sehr deutlich.

Intramedullärer Tumor: Abbildung 16 zeigt einen intramedullären Tumor im Bereich des cerviko-dorsalen Überganges. Während das Myelogramm wegen eines kompletten Kontrastmittelstops nur die untere Begrenzung des Tumors angab, erlaubte es die NMR, den ganzen Tumor auch ohne Kontrastmittel in seiner gesamten Ausdehnung sichtbar zu machen. Das sehr intensive Signal bei kurzen Impulsabständen läßt dabei an eine intramedulläre Fettgeschwulst denken.

Ependymom: Abbildung 17 a und b demonstriert ein lumbales Ependymom, bzw. sein Rezidivwachstum. Die sagittalen Projektionen lassen die dorsalen Excavationen zweier Lumbalwirbelkörper erkennen, wobei der craniale Prozeß dem Rezidiv entsprach, während die weiter caudale Knochenveränderung Folge des Primärtumors war. Die Unterscheidung dieser beiden Strukturen ist nur in den kurzen Impulsfolgen des SE und in der IR möglich und konnte bei der Operation bestätigt werden.

Die an unseren Befunden gemessenen Relaxationszeiten T 1 und T 2 entsprechen den in der Literatur angegebenen Werten. Ein direkter Vergleich der Meßergebnisse ist nicht möglich, da die Relaxationszeiten mit den technischen Parametern der NMR-Geräte variieren. Besonders erwähnt sei hier der deutliche Unterschied der Relaxationszeiten der grauen und weißen Hirnsubstanz, der die kräftige Kontrastgebung vor allem in der IR erklärt. Bei den krankhaften Prozessen ergaben sich ebenfalls Unterschiede in den Meßwerten, jedoch sind die Überschneidungen der Meßbereiche so groß, daß sich artdiagnostische Hinweise, insbesondere auch hinsichtlich des Malignitätsgrades von Tumoren, daraus noch nicht ableiten lassen.

Die NMR hat sich als empfindliche Methode zum Nachweis krankhafter
Veränderungen des Gehirns und des Rückenmarkes erwiesen. Die vergleichs-
weise einfache Erstellung direkter Schnittbilder in den drei Ebenen
des Raumes trägt wichtige Informationen zur topographischen Orien-
tierung bei. Mit Hilfe verschiedener Bildtechniken lassen sich in
manchen Fällen artdiagnostische Erkenntnisse gewinnen. Die Veränderungen der Relaxationszeiten und ihre quantitative Auswertung haben
jedoch die erhoffte differentialdiagnostische Entscheidungshilfe bisher vermissen lassen.

Die klinische Erprobung dieser - nach den bisherigen Erkenntnissen-
ungefährlichen Untersuchungsmethode steht jedoch noch in ihren ersten
Anfängen. Eine bessere Nutzung der verschiedenen Bildmöglichkeiten
mit Optimierung der einzelnen Parameterkombinationen für bestimmte
Fragestellungen dürfte in Zukunft zusätzliche und vielleicht spezifi-
schere Aussagen erwarten lassen. Neben der NMR als bildgebendes Verfahren wird die Kernspin-Spektrographie in topographisch gezielter
Anwendung bereits für die klinische Nutzung in Erwägung gezogen. Die
Auswirkungen dieser Technik auf die Diagnostik sind noch nicht abzu-
sehen, sie lassen jedoch Einblicke in biochemische Vorgänge erhoffen.

Abbildungen

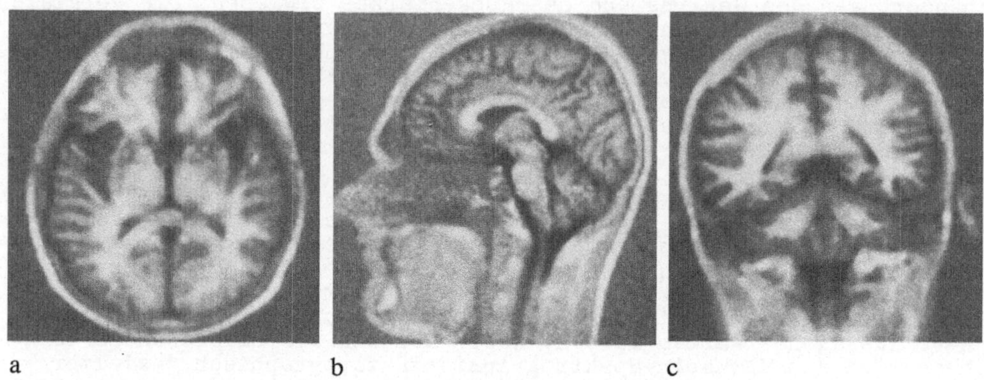

a   b   c

Abb. 1 a-c. Schnittbilder des normalen Gehirns mit Inversion Recovery (IR) in der axialen (a), mediosagittalen (b) und frontalen (c) Projektion

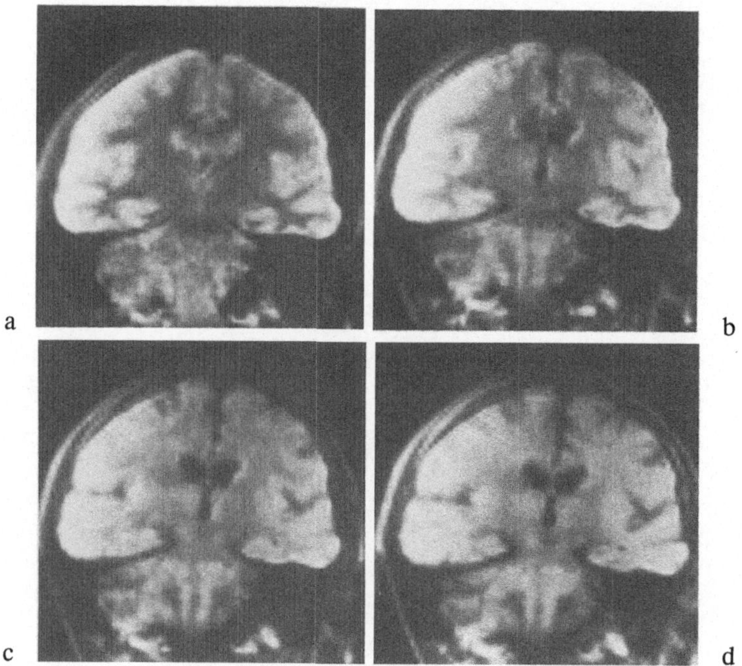

Abb. 2 a-d. Frontalschnitte des normalen Gehirns mit dem Spin-Echo Verfahren (SE) mit unterschiedlichen Impulsabständen; a 3.6 sec; b 1.8 sec; c o.8 sec; d o.4 sec

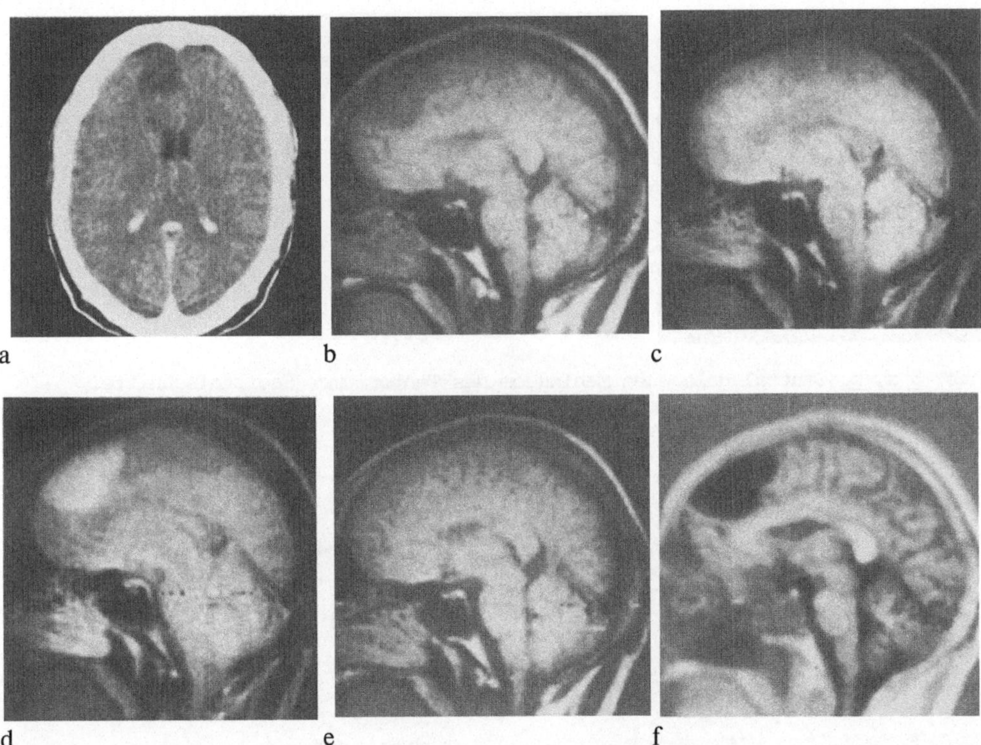

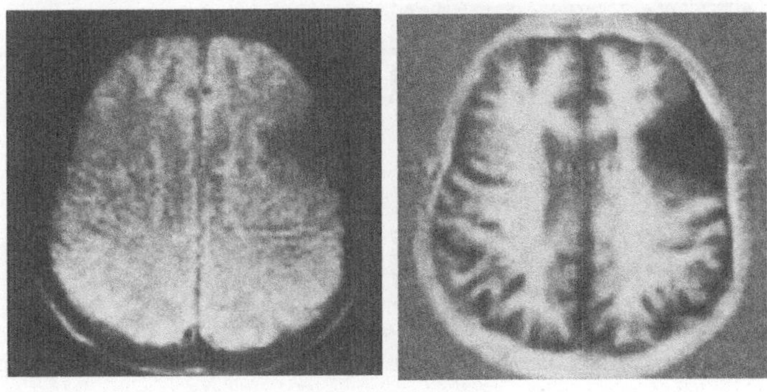

Abb. 3 a-f. Astrozytom II links frontal; a_ RCT, Horizontalschnitt; b_ SE: Impulsabstand R 3oo msec, Ausleseverzögerung 33 msec; c_ SE: R 16oo msec, τ 33 msec; d_ SE: R 16oo msec; τ 66 msec; e_ SE: R 3oo msec, τ 66 msec; f_ IR. Die NMR Schnitte sind paramedian durch den Tumor geführt

Abb. 4 a, b. Arachnoidalzyste rechts fronto-temporal. Horizontalschnitte. a_ SE: R 16oo msec, τ 66 msec; b_ IR

64

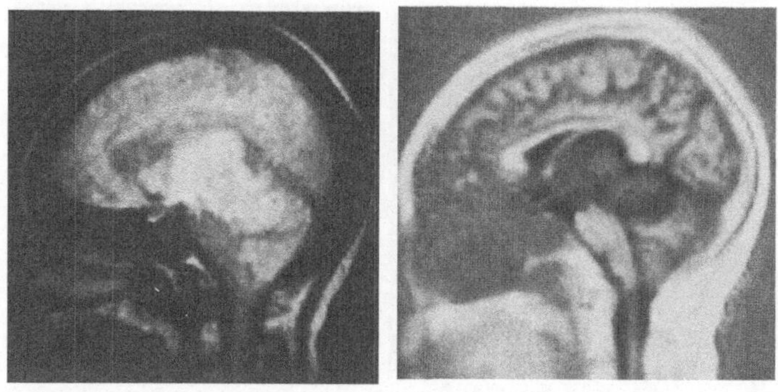

<u>Abb. 5 a, b.</u> Zentral gelegenes Meningeom des Tentoriums. Sagittalschnitte.
<u>a</u> SE: R 2ooo msec, τ 33 msec; <u>b</u> IR

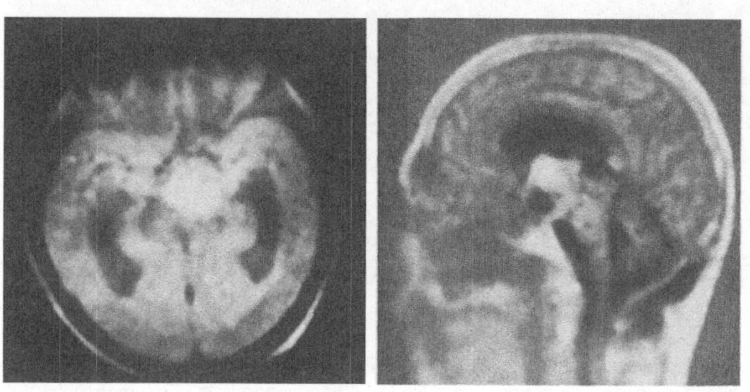

<u>Abb. 6 a, b.</u> Supraselläres Lipom. <u>a</u> SE: R 16oo msec, τ 33 msec, Horizontalschnitt;
<u>b</u> IR, mediosagittaler Schnitt

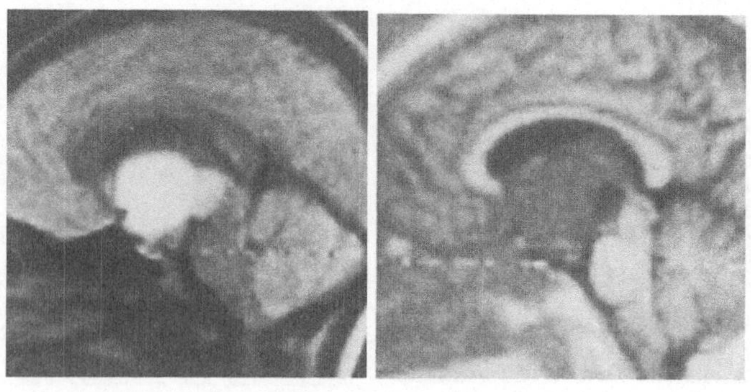

<u>Abb. 7 a, b.</u> Zystisches Kraniopharyngiom, mediosagittale Schnitte.
<u>a</u> SE: R 16oo msec, τ 33 msec; <u>b</u> IR

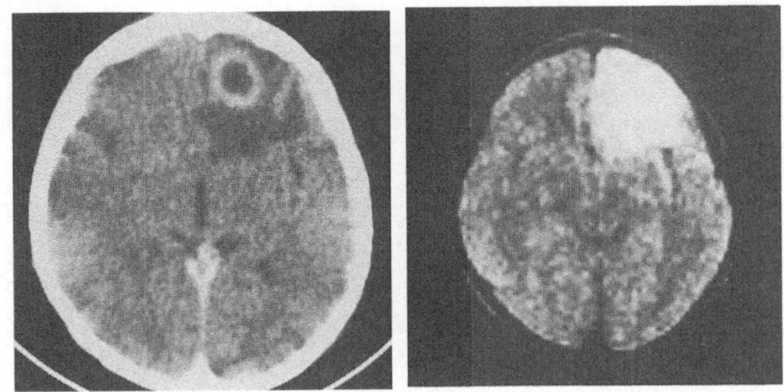

Abb. 8 a, b. Hirnabszess rechts frontal. a RCT: Ringstruktur im perifokalen Ödem;
b NMR (SE: R 172o msec, τ 36 msec): Zone vermehrten Resonanzsignals ohne Darstellung des Abszesses

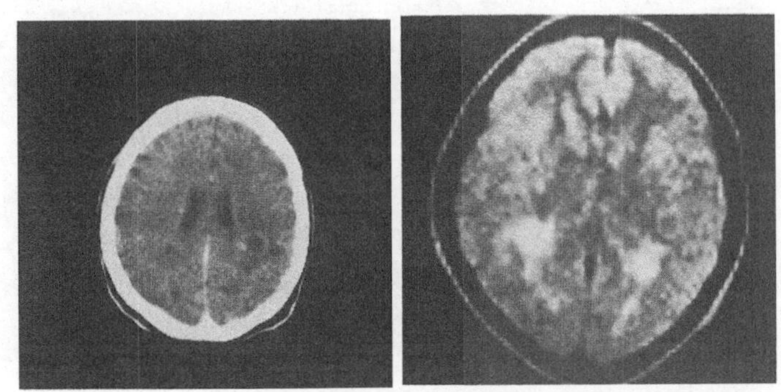

Abb. 9 a, b. Multiple Sklerose, Horizontalschnitte. a RCT; b NMR (SE: R 172o msec,
τ 36 msec)

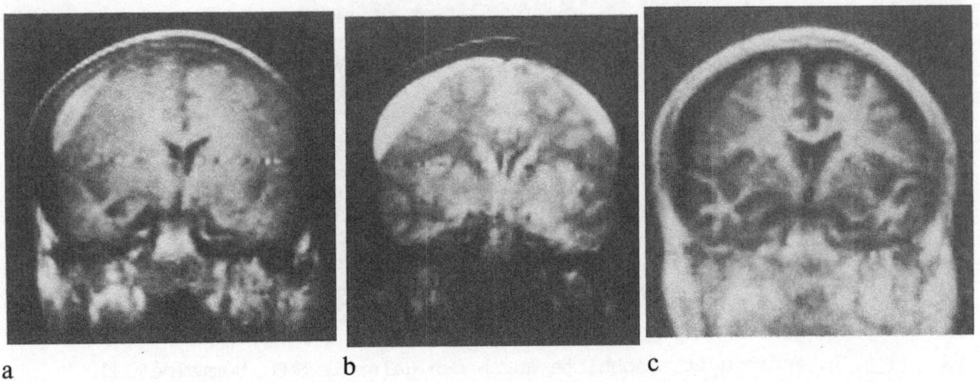

Abb. 1o a-c. Bilaterales chronisches Subduralhämatom, Frontalschnitte. a SE:
R 3oo msec, τ 33 msec; b SE: R 2ooo msec, τ 33 msec; c IR

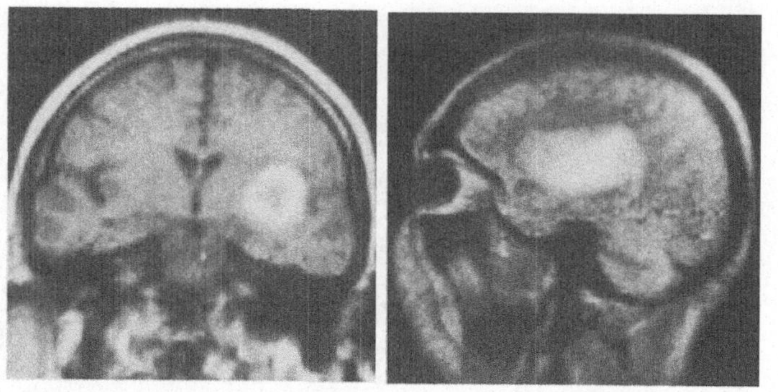

Abb. 11 a, b. Intracerebrales Hämatom. a SE: R 3oo msec, τ 33 msec, Frontal-
schnitt; b SE: R 16oo msec, τ 33 msec, Sagittalschnitt

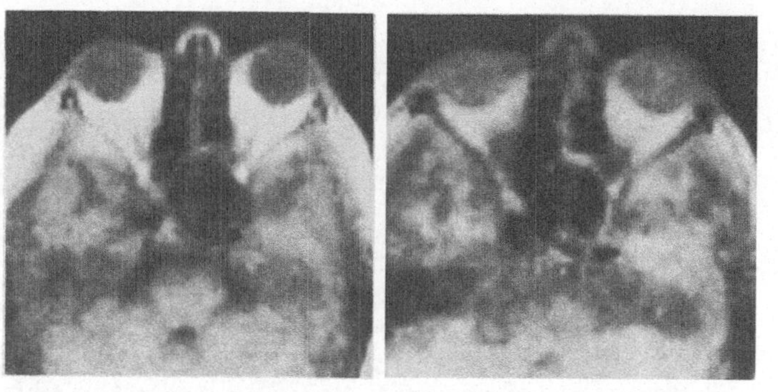

Abb. 12 a, b. Paraselläres Aneurysma der Arteria carotis interna rechts,
Horizontalschnitte. a SE: R 25o msec, τ 33 msec; b SE: R 16oo msec, τ 33 msec

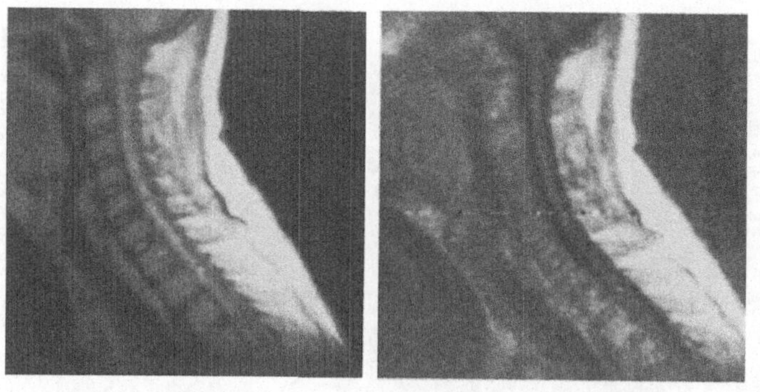

Abb. 13 a, b. Mediosagittalschnitte durch den Hals mit NMR. Normalbefund.
a SE: R 16oo msec, τ 33 msec; b IR

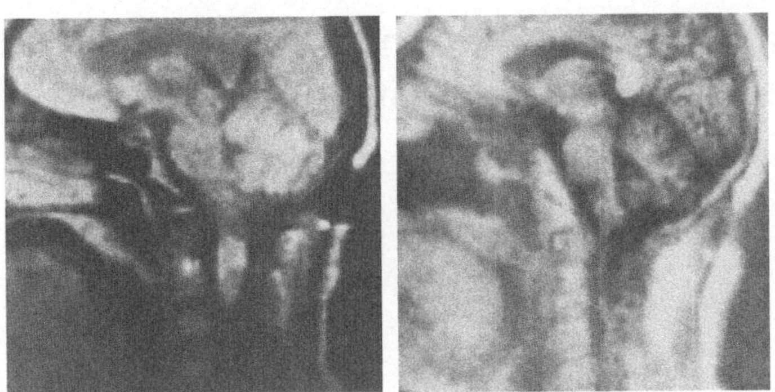

Abb. 14 a, b. Tumor des oberen Halsmarkes. Mediosagittale Schnitte.
a SE: R 16oo msec, τ 34 msec; b IR

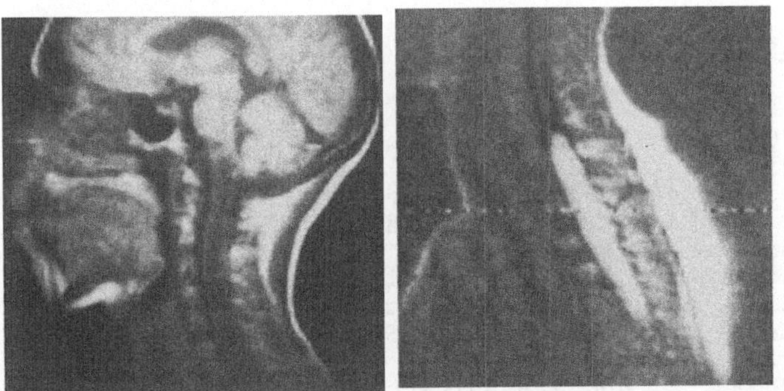

Abb. 15. Syringomyelie. Mediosagittaler Schnitt. SE: R 3oo msec, τ 33 msec

Abb. 16. Verdacht auf intramedulläres Lipom zervikodorsal. Mediosagittalschnitt. IR

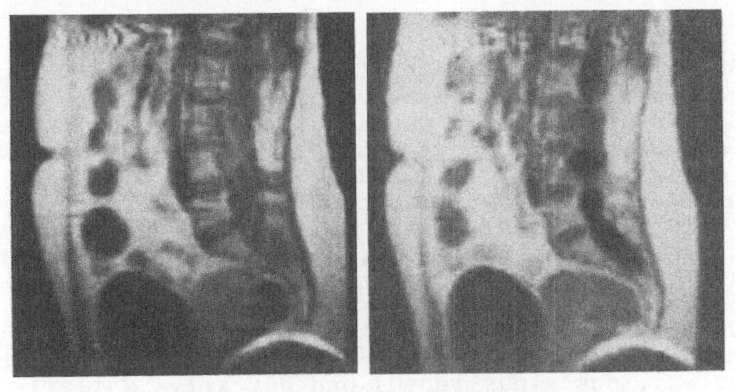

Abb. 17 a, b. Ependymomrezidiv lumbal. Mediosagittale Schnitte. a SE: R 3oo msec,
τ 36 msec; b IR

Vergleich von NMR und CT anhand direkter Sagittal-Schnitte des Gehirnschädels

R. G. Blümm

Sekundärschnitte von axialen CT-Schichten eignen sich nur bedingt zum Vergleich mit NMR. Dagegen kann die positionale sagittale CT (s-CT) als direktes Meßverfahren der sagittalen NMR-Ebene (s-NMR) gegenübergestellt werden.

Material und Methoden

10 Patienten im Alter von 6 bis 61 Jahren mit gesicherten pathologischen Veränderungen im Mittellinienabschnitt des Gehirns konnten bisher verglichen werden. Als Untersuchungsgeräte dienten:
1. Ein experimenteller Philips-NMR-Scanner in Eindhoven (160 km von unserer Klinik entfernt) mit einem Widerstandsmagneten, einer Feldstärke von 0,15 Tesla, einer selektiven Schichtlage, einer variablen Schichtdicke (1 bis 15 mm) und einer Bildmatrix von 128 x 128. Als Meßsequenzen wurden die Standard Saturation Recovery (SR) ^{1000} mit Protonendichte (Rho)-$_{T2}$, die Inversion Recovery (IR) $^{1400/400}$ Rho-$_{T1/T2}$ und die Spin-Echo (SE) ^{1000} Technik mit Rho-$_{T2}$ Informationen in Verbindung mit dem sogenannten Volumenscanning (8 aneinandergrenzende Schichten) verwendet. Bilder mit reinen T_1-Werten wurden errechnet. 2. Ein Philips-Tomoscan-System 300 mit folgenden technischen Daten: 288 Detektoren, konstante Abtastzeit von 4,8 sec. mit 600 Meßprofilen, 120 kv und 360 bzw. 456 mAs bei 6 bzw. 3 mm dicken Schichten (methodische Einzelheiten siehe 1, 2, 3).

Ergebnisse

Obwohl der Anteil des Bildrauschens bei mediosagittalen IR-Scans zunehmen kann (4), läßt sich hier ebensogut zwischen Liquor, grauer und weißer Hirnsubstanz supra- wie infratentoriell unterscheiden (Fig. 1a). Gegenüber 3 oder 6 mm breiten CT-Nativschichten von gleichaltrigen Gesunden (Fig. 1b) fällt außerdem die klare Abgrenzung des corpus callosum und oft auch des Wurmhinterrandes gegenüber der Weichteilumgebung auf. Trotz gewisser Teilvolumeneffekte sind im CT die Luft-, Knochen-, Liquor-, Weichteilübergänge entlang der Schädelbasis und -decke klar definiert. Oft kann man den aquaeduct zwischen dem 3. und 4. Ventrikel sehen, den inneren Rand des Tentoriums und die Position des verkalkten corpus pineale -falls vorhanden- bestimmen. Wie bei bestimmten SE-Techniken sind der Verlauf der vena magna Galeni, des sinus rectus und der art. basilaris zu erkennen, nicht so gut jedoch die Weichteile innerhalb des occipito-cervicalen Überganges. Während die Hirnfurchen im IR-Scan, begünstigt durch besondere Partialvolumeneffekte immer überakzentuiert erscheinen, ist dies im CT dann nicht der Fall, wenn die Falx exakt parallel zentriert erfaßt ist. Mittels parasagittaler CT-Schnitte lassen sich dann auch Gyri und Sulci, das Corpus callosum, Kleinhirnrinde und -mark einschließlich

des Pedunculus cerebelli auch ohne KM-Gabe differenzieren. - Da im CT
im Gegensatz zum NMR Knochen sichtbar ist, können Weichteilverände-
rungen genau zur Sagittalnaht korreliert werden (Fig. 2). Die pneu-
matisierten Räume der Schädelbasis und deren z. T. feine Knochenbe-
grenzungen und die Gesichtsschädelstrukturen werden gut überschaubar
abgebildet. In Einzelfällen ist die Darstellung des Knochenmarks des
Schädels, wie es nur durch NMR möglich ist, von Vorteil.
Hypophyse und Stiel (Fig. 3) lassen sich mit beiden Verfahren untersuchen. Der exakte Bezug von Liquor und Hypophyse zu umgebendem Knochen im CT erleichtert die Bestimmung von Varianten einer sog. Empty-
Sella und läßt die Ausdehnung von Sellatumoren in die Schädelbasis
hinein exakt erkennen (3). Bei der NMR-Bildanalyse sollte auf ein ge-
rechnetes T_1-Bild (Fig. 4) nicht verzichtet werden, da sich die Konfiguration der Hypophyse gegenüber dem ähnlichen Intensitätssignal
des Knochenmarks der Sella dadurch besser abzeichnet und nicht zu der
Fehlannahme einer Differenzierbarkeit zwischen Adeno- und Neurohypo-
physe verleitet. Mittels s-CT läßt sich die Ausdehnung von gemischt-
förmigen Kraniopharyngeomen in der longitudinalen Ebene festlegen.
Hier im CT-Bild nach vorangegangener Operation (Fig. 5b) dehnt sich
der verkalkte Tumoranteil in die abgeflachte Sella aus und läßt somit
ohne weitere diagnostische Hilfsmittel die Aussage einer intrasellä-
ren Beteiligung zu. Dies ist mittels NMR nur indirekt zu eruieren,
da die kalkhaltigen Strukturen, die auch in die Cisterna interpedun-
cularis hinein verlaufen, nicht sichtbar sind. Dagegen verdeutlicht
es den lobulierten Tumoraufbau (Fig. 5b). Die hohe Signalintensität
zeigt hohen Fettgehalt (Cholesterin) sowohl im kontrastmittelaffinen
soliden als auch im cystoid-hypodensen Tumorabschnitt. Nur im NMR-
Bild -nicht beeinträchtigt durch Streifenartefakte eines Metall-
klips- läßt sich sicher ein kleines unspezifisches Läsionsareal im
vorderen Abschnitt des Balkens erkennen.
Flache Konvexitätsprozesse ohne perifokales Oedem, hier ein Menin-
geom eines 61jährigen Patienten (Fig. 6a) lassen sich mittels s-CT
leicht lokalisieren und aufgrund der typisch psammösen Verkalkungen
sowie dem Kontrastmittelverhalten spezifisch diagnostizieren. Im IR
(Fig. 6b) und SE-Scan hebt sich der Tumor durch seine Signalintensität nicht sehr deutlich von seiner Umgebung ab, eine Unterbrechung
des Liquorraumes und eine diskrete Abdrängung der angrenzenden Hirn-
windungen sind jedoch sichtbar.
Es gibt methodische Ansätze (5), durch NMR Blutströmungen zu quanti-
fizieren. Schon jetzt lassen sich durch die Wahl der richtigen Ab-
bildungsebene Strömungsphänomene mit Hilfe beider Methoden (Fig. 7a)
erkennen: Shunt-bedingt erweiterte Äste der Art. cerebri anterior
führen zu einem Konvexitätsangiom. Die 6 mm breite Schicht der Angio-CT zeigt besonders den Steal-Effekt auf die dünnkalibrige art.
pericallosa, der 15 mm breite SE-Scan (Fig. 7b) auch Teile des An-
gioms (Gefäß- und Angiomanteile erscheinen dunkel, da die strömen-
den Protonen des arteriellen Blutes kaum zur Signalgebung beitragen.
In der hinteren Schädelgrube wurden ein Befund nach Ponsinfarkt bei
einer 44jährigen Patientin (Fig. 8a, b), ein Ependymomrezidiv des
4. Ventrikels eines 6jährigen Mädchens (Fig. 9a, b) und eine Arnold-
Chiari-Fehlbildung eines 11jährigen Mädchens (Fig. 10a, b) verglichen.
Die postischämischen Läsionszonen im Hirnstamm stellen sich mit beiden Verfahren analog dar, wobei mittels NMR eine demyelinisierende
Erkrankung ausgeschlossen werden konnte. Bei dem zweiten Fall konnte
das s-CT die Beziehung des Tumorrezidivs zu einer ventrikulo-cister-
nalen Leksell-Drainage und dem ehemaligen Op.-Zugang (inferiore osteo-
plastische Hinterhauptskraniotomie, hintere Atlasbogenresektion) auf-
zeigen, nicht jedoch die 3 Wochen später durchgeführte ergänzende
NMR-Untersuchung. Bei Mißbildungen wie im Fall 3 ergeben sich wieder
ähnliche Ergebnisse, NMR hat den Vorteil des hohen Kontrastes zwischen grauer und weißer Substanz, CT den des exakten Bezugs der
Weichteilveränderung zum Tentorium (hypoplastisch) und den veränderten Knochenrelationen (Platybasie, Dolichocephalie).

Diskussion

Die meisten klinisch-diagnostischen NMR-Resultate werden mit Hilfe axialer Schnitte erarbeitet, die einfach mit denen des CT verglichen werden können (4, 6, 7). Sagittalschnitte werden zur Darstellung von Mittellinienprozessen und Hirnstammrelationen verwendet (1, 2, 3, 4). Hierbei ist sowohl bei der CT als auch im allgemeinen beim NMR ein neuer Meßgang erforderlich. Jedoch beim NMR ohne Änderung der bequemen Rückenlage des Patienten, ohne Strahlenbelastung und mit neuen Informationen (Fig. 5), (4, 6, 7). Der Nachweis von Gefäßen und AV-Malformationen gelingt auch ohne Kontrastmittelanwendung (Fig. 7). Verschiedene Arbeitsgruppen unterstreichen den Wert der fehlenden Knochenaufhärtungsartefakte beim NMR, wodurch Gehirnweichteilkonturen besonders vorteilhaft entlang der Schädeldecke und Schädelbasis einschließlich der hinteren Schädelgrube gesehen werden (4, 6, 7). Jedoch kann es auch nachteilig sein, wenn Knochen, ähnliche Strukturen und Plastikkatheter nicht bildlich erfaßt werden (Fig. 2, 5, 6). Da die s-CT bei einer Reihe von Veränderungen durchaus vergleichbare Ergebnisse liefert, kann ihr diagnostisches Potential bei der Untersuchung der klinischen s-NMR-Wertigkeit hiflreich sein.

Literaturverzeichnis

1. Blümm RG (1982) Direct sagittal (positional) computed tomography of the head. Neuroradiology 22: 199-201
2. Blümm RG (1983) Delineation of intracranial anatomy and pathology by means of direct positional computed tomography with special emphasis to the sagittal and longitudinal planes. AJNR May/June. Special symposium issue in press
3. Blümm RG, Gehlen W (1982) Aspects of direct (positional) sagittal CT-scanning of the brain with respect to clinical findings. Acta Neurochir. 66: 213-220
4. Bydder GM, Steiner RE, Young I et al. (1982) Clinical NMR imaging of the brain: 140 cases. AJNR 3: 459-480
5. Crooks L, Sheldon P, Kaufman L, Rowan W, Miller T (1982) Quantification of obstructions in vessels by nuclear magnetic resonance. IEEE Trans Nucl Sci. NS-29: 1181-1185
6. Doyle FH, Gore JC, Pennok JM et al. (1981) Imaging of the brain by nuclear magnetic resonance. Lancet 2: 53-57
7. Young IR, Burl M, Clarke GJ et al. (1981) Magnetic resonance properties of hydrogen: imaging the posterior fossa. AJNR 2: 487-493

Fig. 1b, Fig. 3, Fig. 6 a und Fig. 7a sind aus der Arbeit 2 entnommen.

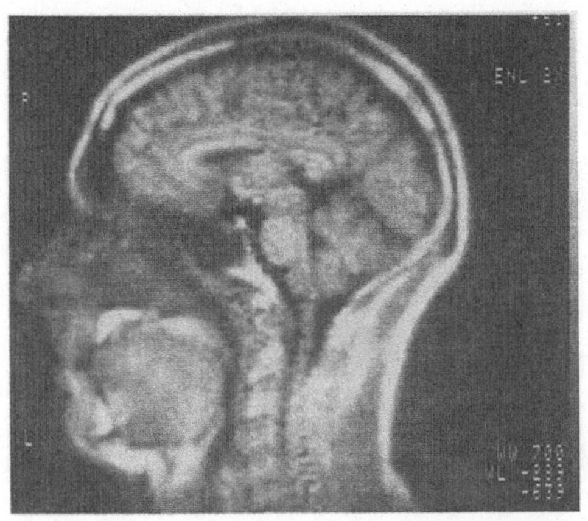
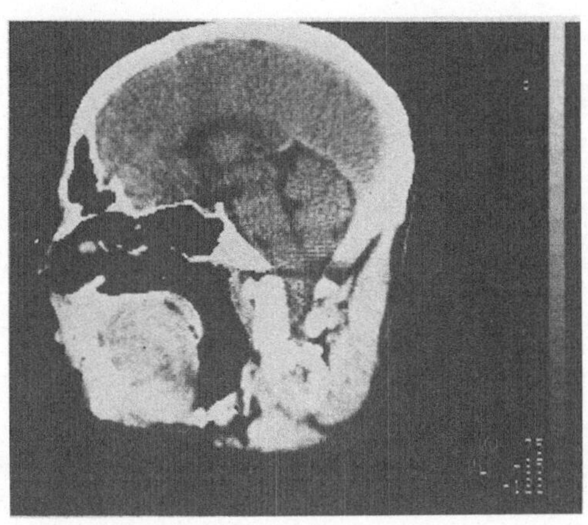

a b

Fig. 1 a, b. a Mediosagittaler IR-Scan. Normalbefund. Hypophyse 15 mm Schichtbreite;
b Mediosagittaler CT Nativscan. Normalbefund. 3 mm Schichtbreite

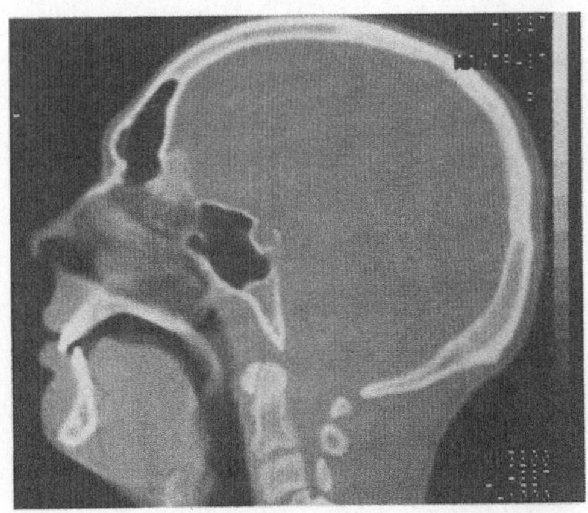
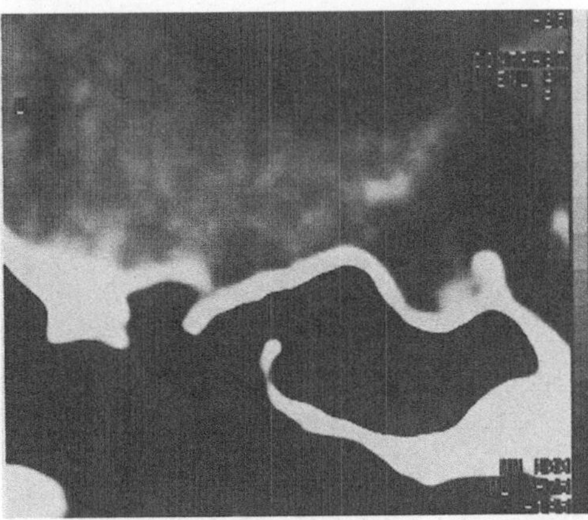

2 3

Fig. 2. Mediosagittaler CT-Scan im Knochenfenster. Pfeilnaht, Schädelbasis,
Gesichtsschädel

Fig. 3. CT-Scan: Hypophyse mit Stiel. Normalbefund

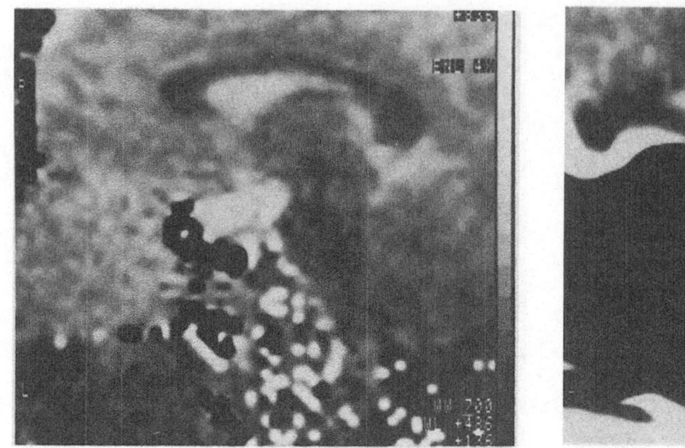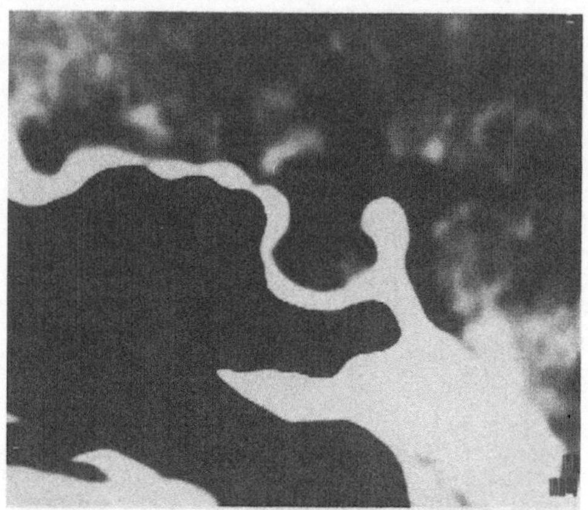

Fig. 4 a, b. Errechnetes T_1-Bild. Empty sella-Variante. Bestätigt durch s-CT Scan

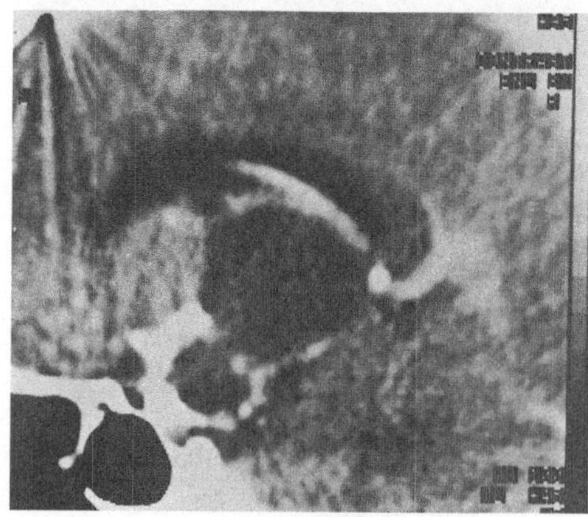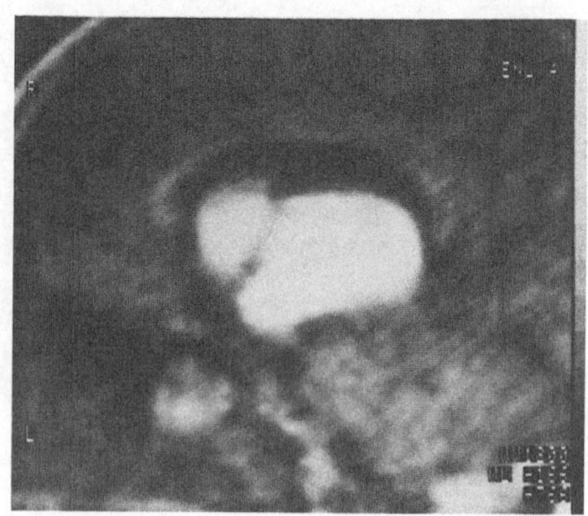

Fig. 5 a, b. a Parasagittalschnitt. Intra- und supraselläres Craniopharyngeom nach OP. 6 mm CT-Scan; b IR-Scan

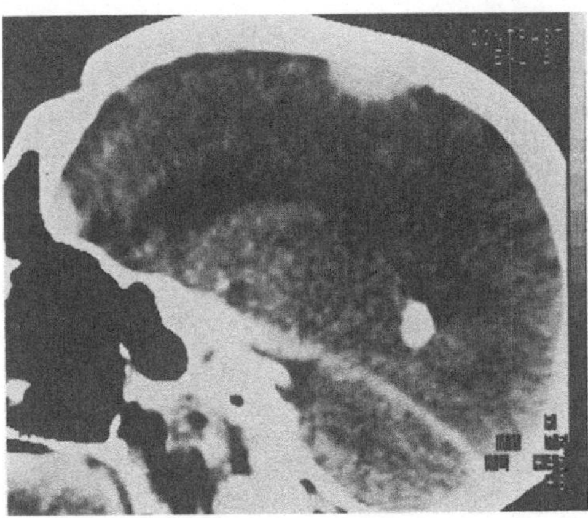 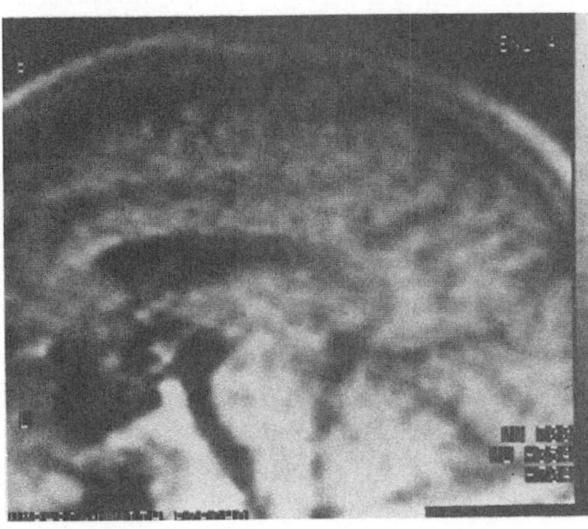

a
b

Fig. 6 a, b. <u>a</u> Parasagittalschnitt. Konvexitätsmeningeom. 6 mm CT-Scan nach i. v. KM-Gabe; <u>b</u> IR-Scan

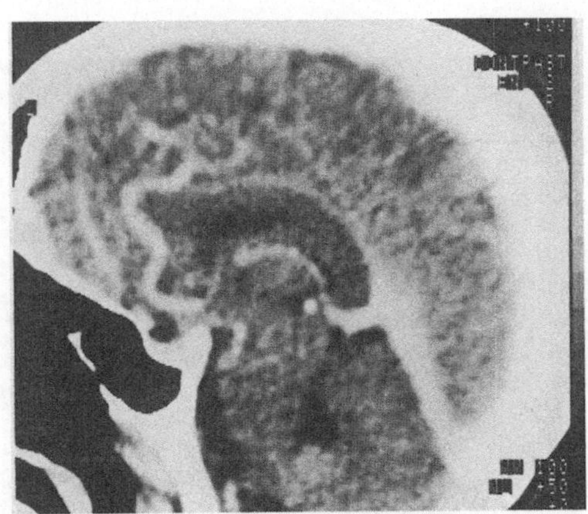 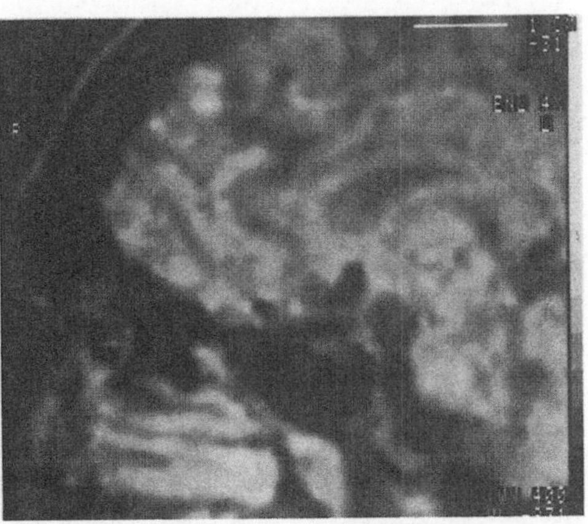

a
b

Fig. 7 a, b. <u>a</u> Shuntbedingt erweiterte Äste der art. cerebri anterior. Steal-Effekt auf die a. pericallosa. 6 mm Angio-CT; <u>b</u> SE-Scan

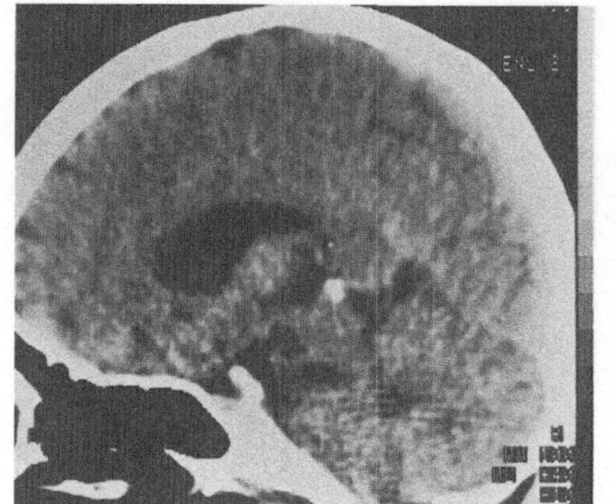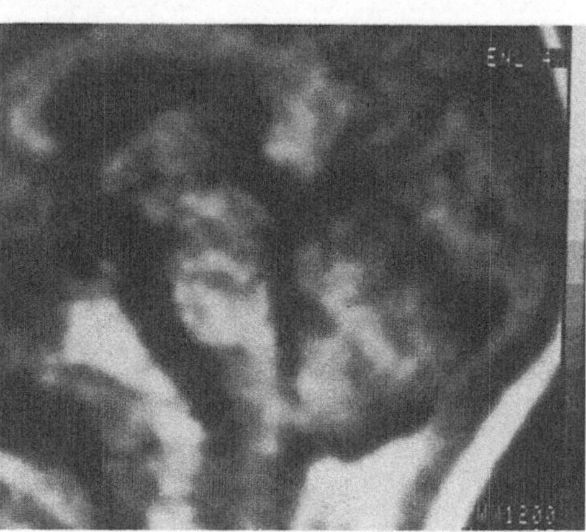

Fig. 8 a, b. <u>a</u> Befund nach Ponsinfarkt. 3 mm CT-Scan ohne KM-Enhancement;
<u>b</u> IR-Scan

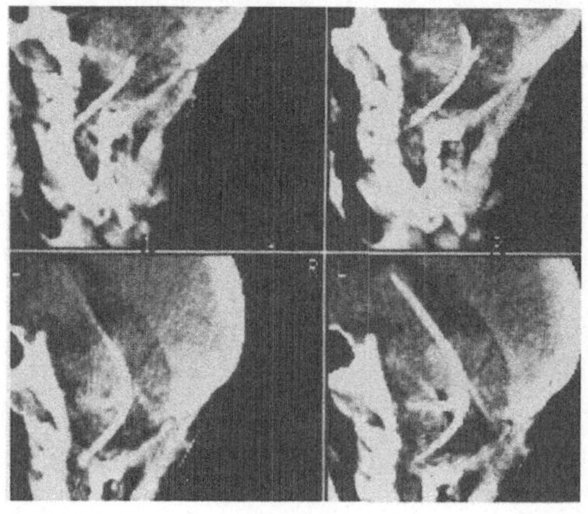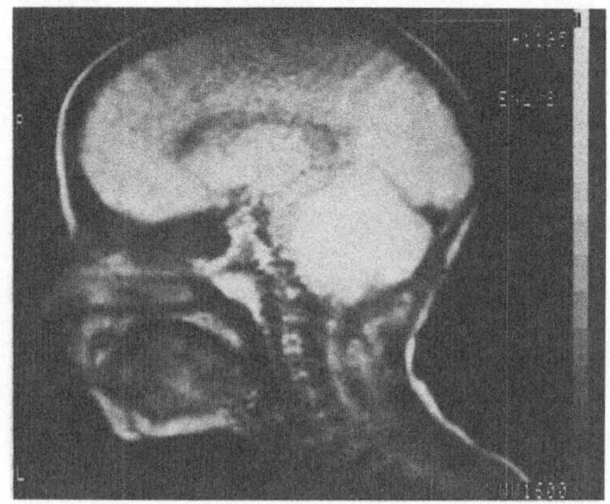

Fig. 9 a, b. <u>a</u> Ependymom-Rezidiv 4. Ventrikel; <u>b</u> SR-Scan

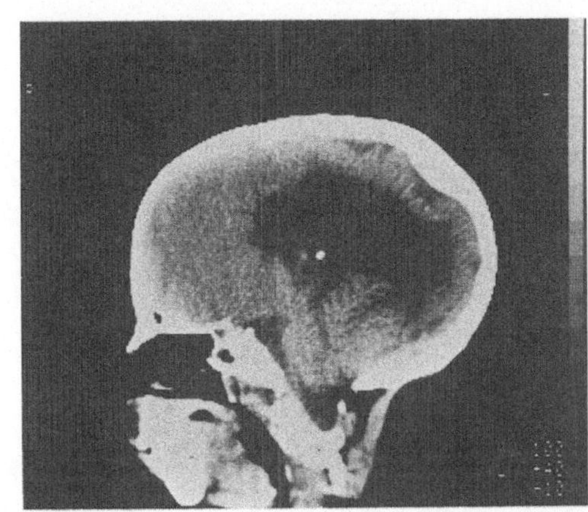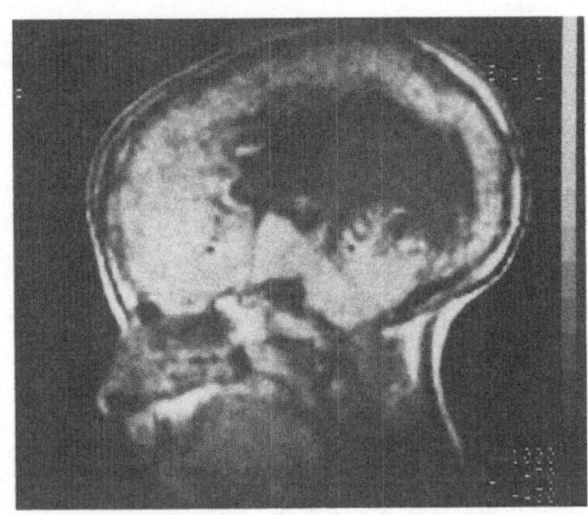

Fig. 10 a, b. a Arnold-Chiari-Fehlbildung. 6 mm CT-Scan ohne KM i. v. - Gabe;
b SE-Scan

NMR: Normale und pathologische Befunde im HNO-Bereich

G. Schuierer, J. Theissing, E. Zeitler

Im HNO-Bereich hat die Computertomographie in den letzten Jahren, insbesondere bei der Beurteilung maligner Prozesse, große Bedeutung erlangt. Es erhebt sich die Frage, ob die NMR-Tomographie als neues bildgebendes Verfahren die gleichen oder evtl. zusätzliche Informationen erbringen kann.

Von den bisherigen 120 NMR-Untersuchungen erfolgten 26 an Patienten mit Erkrankungen im HNO-Bereich. Den Großteil der Pathologien machen maligne und benigne Tumoren aus. Wie bei allen unseren Patienten sind die folgenden Beispiele durch klinische Untersuchungsverfahren sowie CT kontrolliert und zumeist histologisch belegt. Bei zahlreichen NMR-Untersuchungen des Gehirns ergaben sich die normale Anatomie und zufällig entdeckte pathologische Befunde in axialen, coronaren und sagittalen Schichten. Bei dieser geringen Anzahl an Untersuchungen sind sichere Aussagen über die Wertigkeit der NMR-Tomographie derzeit noch nicht möglich, erste Folgerungen lassen sich jedoch bereits ziehen.

Der uns zur Verfügung stehende NMR-Tomograph ist ein 4-Spulen-Widerstandsmagnet, der für Untersuchungen im Kopfbereich mit einer speziellen Empfangsspule ausgerüstet ist. Die technischen Daten sind Tabelle 1 zu entnehmen.

Tabelle 1: Technische Daten des NMR-Tomographen

0,19 T Widerstandsmagnet, Resonanzfrequenz 8,25 MHz
2-D-Fourier-Rekonstruktionsverfahren (1), Matrix 128
Schichtauswahl durch selektive Anregung
Pixel-Volumen 2 x 2 x 11 mm (Kopfspule)

Als Meßsequenz findet hauptsächlich der Spin-Echo-Mode Verwendung, dessen Signal durch folgende Formel gegeben ist:

$$S = \varrho \cdot e^{-\tau/T_2} \cdot (1-e^{-T_r/T_1}) \quad (2)$$

Das Signal wird also nicht nur durch die Protonendichte ϱ sondern auch durch die Spin-Spin-Relaxationszeit T2 und die Spin-Gitter-Relaxationszeit T1 beeinflußt. Tr ist die Zeit zwischen zwei Anregungen, τ ist die Zeit zwischen einer Anregung und Auslesen des Bildsignales. Durch Änderung dieser beiden Parameter lassen sich Aufnahmen unterschiedlicher T1- und T2-Betonung anfertigen. Aus jeweils 2 Scans mit unterschiedlichem Tr oder τ können die Relaxationszeiten T1 bzw. T2 berechnet werden. Daneben können mit dem

Inversion-Recovery-Mode Scans angefertigt werden, die einen hohen
Kontrast zwischen Strukturen unterschiedlicher T1-Relaxationszeit
aufweisen.

In unserer ersten Mitteilung über NMR als diagnostische Methode
auf dem Deutschen Röntgenkongreß 1981 (3) konnten wir bereits Aufnahmen von Tumoren und Polypen im HNO-Bereich vorstellen.
Hierzu als Beispiel ein benigner Schleimhautpolyp in der linken
Oberkieferhöhle (Abb. 1). Dieses Bild wurde noch mit dem ersten
0,12-T-NMR-Tomographen angefertigt. Trotz der schlechteren Auflösung dieses Gerätes läßt sich der Polyp gut abgrenzen. Er zeigt ein
hohes Signal, scharfe Randkonturen und eine homogene Binnenstruktur.
Dies haben wir bis jetzt bei 4 gutartigen Polypen gesehen.

Die NMR-Tomogramme (NMRT) mit dem 0,19 T-Gerät weisen demgegenüber
eine wesentliche Verbesserung der Auflösung und der Bildqualität
auf.

Bei einer 52-jährigen Frau mit einem Carcinom in der rechten Oberkieferhöhle ist der Tumor bereits in die Wangenweichteile einge-
brochen. Seine Ausdehnung zeigt das axiale NMRT (Abb. 2 a) gleich
gut wie das CT. Im Gegensatz zu den Polypen ist das Signal des Tumors im NMRT gegenüber den umgebenden normalen Geweben nicht wesentlich verschieden. Erkennbar ist die Infiltration der Wangenweichteile besonders an der Asymmetrie in der Darstellung des Wangen-
fettgewebes, das im NMRT immer eine sehr hohe Signalintensität
aufweist. Die Verlängerung der Repetitionszeit Tr von 0,3 Sec.
(Abb. 2 a) auf 1,6 Sec. (Abb. 2 b) führt zu einer Änderung des Kontrastes der Weichteile, daneben ist die Binnenstruktur des Tumors inhomogener dargestellt. Dies ist bedingt durch die z. T. deutlich verschiedenen Protonendichten und Relaxationszeiten der Gewe-
webe, die bei Änderung der technischen Parameter Tr oder τ unterschiedliche Änderungen der Signalstärken bewirken. Die Felsenbeine
sind schwarz abgebildet, da sie im NMR-Tomogramm wie jeder cortica-
le Knochen und Luft kein Signal ergeben.

Ein Vorteil der NMR-Tomographie ist die Möglichkeit, Aufnahmen in
allen drei Raumebenen anzufertigen, ohne den Patienten in einer
speziellen Position lagern zu müssen. Dieses coronare Tomogramm
(Abb. 2 c) der selben Patientin zeigt den Einbruch des Tumors in
den Alveolarkamm. Das entsprechende CT war durch Streuartefakte von
Metallkronen stark gestört. Diese Goldkronen führen im NMRT, wie
allen anderen amagnetischen Fremdkörper, nicht zu Artefakten.
Fremdkörper mit magnetischen Eigenschaften ergeben in Folge loka-
ler Feldstörungen nur regionäre Artefakte. Da diese Feldstörungen
das Signal gleichsam verschlucken,nennen wir diese Artefakte
"Schwarze Löcher".

Bei einem 46-jährigne Mann zeigen die coronaren NMRT ein klinisch
nachgewiesenes Plattenepithelcarcinom im rechten Nasengang. Die
Ausdehnung des Tumors ist auf den konsekutiven coronaren Scans
gut zu beurteilen, der Einbruch in die Keilbeinhöhle und in die
rechte Oberkieferhöhle (Abb. 3) ist wie im CT nachweisbar. Im
Gegensatz zum CT sind im NMRT normale und pathologische knöcherne
Strukturen im HNO-Bereich oft nur indirekt zu beurteilen, da wie
bereits erwähnt, corticaler Knochen kein Signal aufweist.

Bei einem 70-jährigen Mann, der eine Schwellung der linken Parotis
aufwies, ergab die histologische Untersuchung ein benignes Lymph-
angioblastom. Das bei der praeoperativen NMR-Untersuchung ange-
fertigte axiale NMRT zeigt den Größenunterschied der beiden Paro-
tiden (Abb. 4). Die Binnenstruktur der erkrankten linken Parotis
ist homogen und zeigt im Vergleich zu der gesunden Gegenseite ein
helleres (stärkeres) Signal, das durch unterschiedliche Protonen-
konzentrationen bzw. Relaxationszeiten bedingt ist.

Bei der Darstellung der Strukturen im Halsbereich muß an Stelle der
hochauflösenden Kopfspule entweder die Ganzkörperspule, die eine
schlechtere Auflösung aufweist, oder eine Oberflächenspule Verwendung finden. Diese Oberflächenspule bildet jedoch nur ein begrenztes
Areal ab und weist infolge ihrer Konfiguration ein ungleichmäßiges
Intensitätsprofil auf. Dennoch sind kontrastreiche Darstellungen
der Halsweichteile möglich.

Die wenigen bisher untersuchten Fälle chronisch entzündlicher
Schleimhautveränderungen weisen im Gegensatz zu einfachen Polypen
im NMRT eine geringere Signalintensität auf. Die Begrenzungen sind
weniger scharf, die Strukturen inhomogen, so daß diese Prozesse
derzeit nicht sicher von malignen Tumoren abgegrenzt werden können.

So ist in einer Serie konsekutiver coronarer NMRT bei einem 49-jäh-
rigen Mann mit einer chronisch entzündlich veränderten Schleimhaut
in den Siebbeinzellen links,das darin wachsende adenopapilläre
Carcinom (Abb. 5 a) nicht sicher abgrenzbar. Dies ist auch im berechneten T1-Zeitbild, dessen Grauwerten die Relaxationszeiten ent
sprechen und die somit am Evaluskop direkt gemessen werden können,
nicht möglich. In der Darstellung der knöchernen Strukturen erweist
sich das CT auch in diesem Fall als überlegen. Der bessere Weich-
teilkontrast der NMRT erlaubt jedoch die Feststellung, daß der
Prozeß in der Keilbeinhöhle (Abb. 5 b) anderer Genese ist. Es handelt
sich hier um eine akute Entzündung in Folge der Verlegung des
Ostiums der Keilbeinhöhle. Dafür spricht im NMR-Tomogramm die hohe
Signalstärke.

Eines der Hauptziele unserer Untersuchungen ist die Festlegung von
Aufnahmesequenzen, die eine den unterschiedlichen Fragestellungen
optimal angepaßte Darstellung der normalen und pathologischen Strukturen ermöglichen. So ist bei einem 62-jährigen Mann das klinisch
bekannte linksseitige Tonsillencarcinom in den Spin-Echo-Scans nur
schlecht nachweisbar. Erst die Verwendung des Inversion-Recovery-
Modes läßt eine Abgrenzung des Tumors zu (Abb. 6 a). Im T1-Zeitbild
(Abb. 6 b) läßt sich eine Erhöhung der Relaxationszeit T1 im Tumor
im Vergleich zur gesunden Seite messen (Tumor 690 msec., gesunde
Seite 470 msec.)Die berechnete T2-Zeit des Tumors ist dagegen nied-
riger als auf der gesunden Seite.

Die wenigen uns derzeit zur Verfügung stehenden Meßwerte der Relaxationszeiten T1 und T2 lassen noch keine Aussage über Sensitivität
oder Spezifität zu. Grundlage für weitere Untersuchungen auch in
diesem Teilbereich sind technisch optimale Aufnahmen, um möglichst
genaue Messungen der Relaxationszeiten der verschiedenen anatomischen Strukturen erhalten zu können.

Mit der NMR-Tomographie befindet sich derzeit eine Methode in einer
rasanten Entwicklung, die bei ähnlicher Auflösung wie die Computer-
tomographie,mit der Möglichkeit eines besseren Weichteilkontrastes,
die Beurteilung der Ausdehnung pathologischer Strukturen auch im
HNO-Bereich erlaubt. Alle ossären Prozesse sind weniger gut erkennbar und sind wohl auch in Zukunft eine Indikation für die konven-
tionelle Radiologie und die hochauflösende Computertomographie.

Als Vorteile der NMR-Tomographie können heute gelten:

1. Im Bereich der Weichteile ist die gleiche anatomische Information wie im CT gewinnbar. Die Kontraste der Weichteilstrukturen
   sind höher und durch Änderung der Aufnahmeparameter variierbar.
2. Amagnetische Fremdkörper führen zu keinen Artefakten, magnetische Fremdkörper zu größenabhängigen lokalen Artefakten.
3. Aufnahmen in allen drei Raumebenen ohne Sekundärrekonstruktionen
   oder spezielle Lagerung des Patienten.
4. Fehlende Strahlenbelastung und nach unserer derzeitigen Kenntnis
   Fehlen schädigender Effekte für den Patienten.

Ob sich die NMR-Tomographie als eine wesentliche diagnostische Möglichkeit im HNO-Bereich erweisen wird, Stichwort Dignitätsbeurtei-
lung von Weichteilprozessen durch Bestimmung der Relaxationszeiten, muß die Zukunft zeigen.

Danksagung: Wir danken Frl. K. Wölfl, Firma Siemens Erlangen, für
            ihre technische Assistenz.

<u>Literatur:</u>

1. A. Kumar, D. Welti, R.R. Ernst: Naturwissenschaften 62 (1975) 35
2. W. Loeffler, A. Oppelt: Eur. J. Rad. 1 (1981) 338
3. E. Zeitler, A. Ganssen: Fortschr. Röntgenstr. 135 (1981) 517

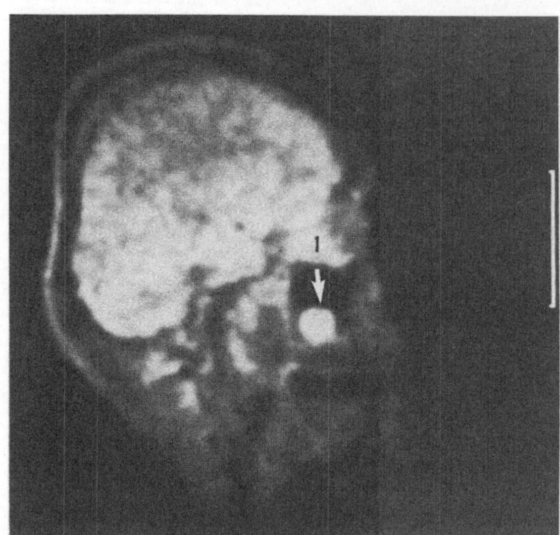

Abb. 1. Schleimhautpolyp (1)
der linken Kieferhöhle
Sagittales NMRT

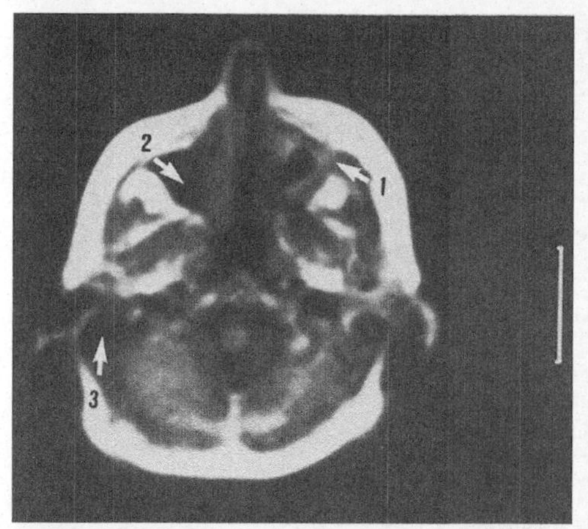

a

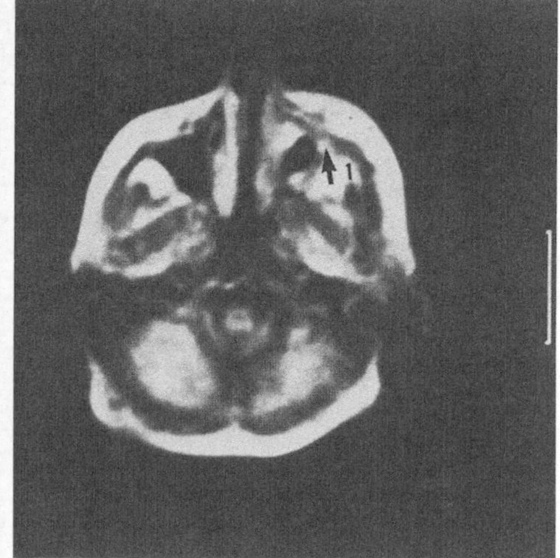

b

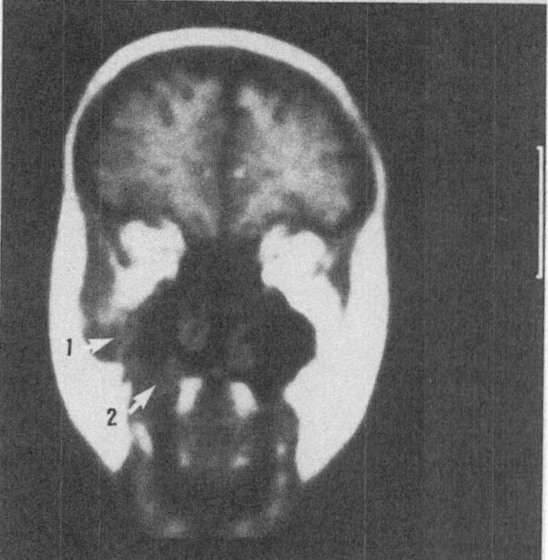

c

Abb. 2 a-c. a Carcinom in der rechten
Kieferhöhle (1) Linke Kieferhöhle (2)
Felsenbein (3) Axiales NMRT, Tr = o,3;
b Gleiche Schicht wie Abb. 2a, jedoch
Tr = 1,6. Carcinom (1); c Carcinom in
der rechten Kieferhöhle (1) mit Befall
des Alveolarkammes (2) Coronares NMRT

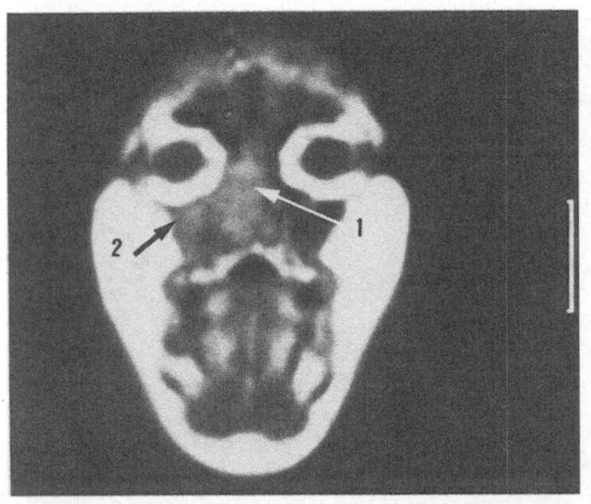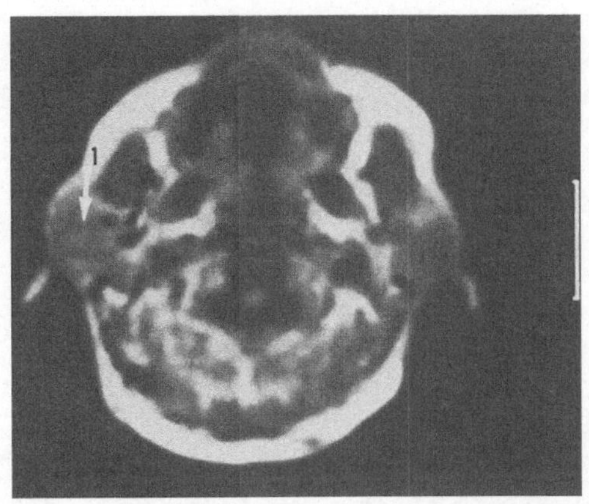

3 4

<u>Abb. 3.</u> Carcinom im rechten Nasengang (1) mit Einbruch in die rechte Kiefer-
höhle (2)   Coronares NMRT

<u>Abb. 4.</u> Lymphangioblastom der linken Parotis (1). Axiales NMRT

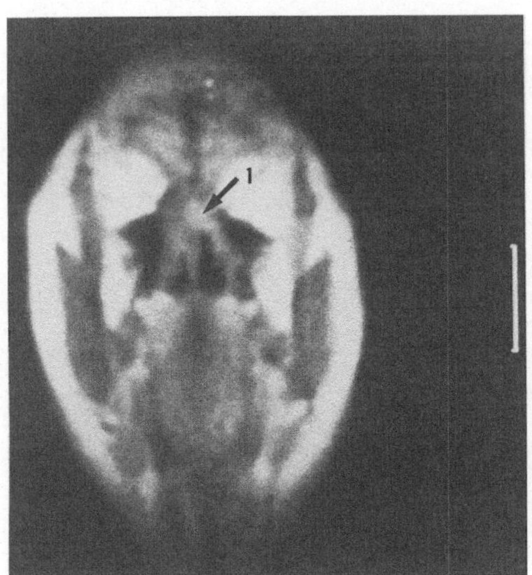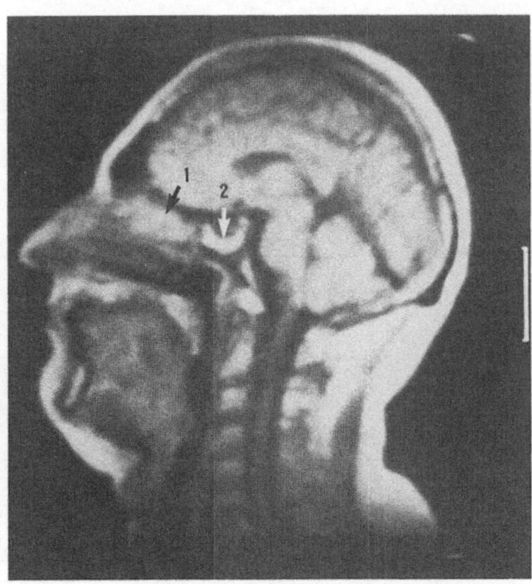

a b

<u>Abb. 5 a, b.</u> <u>a</u> Schleimhauthyperplasie mit adeno-papillärem Carcinom in den Sieb-
beinzellen links (1)   Coronares NMRT; <u>b</u> Hyperplasie mit Tumor (1), Entzündung
(2) in der Keilbeinhöhle. Sagittales NMRT

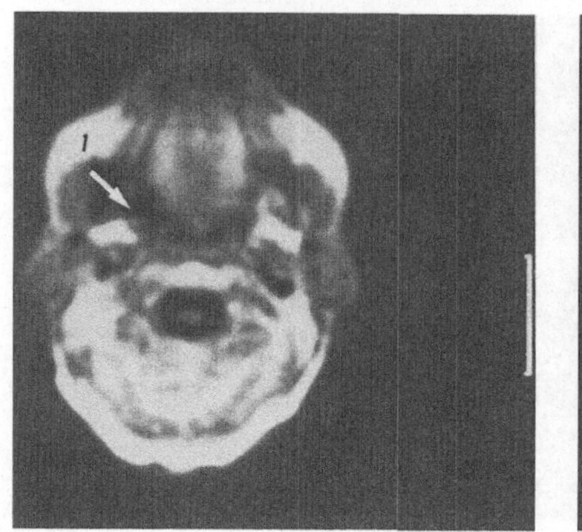 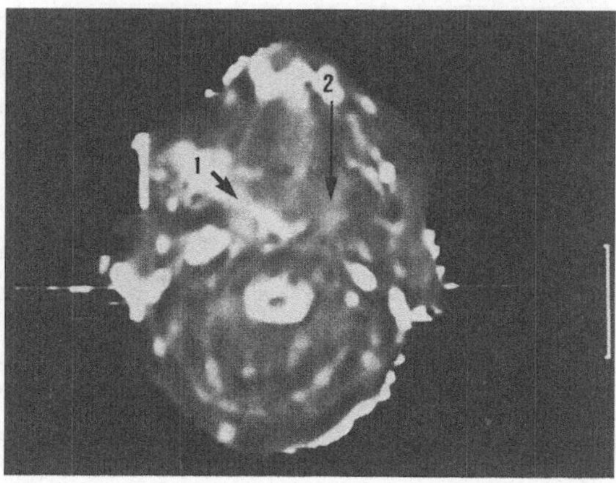

<u>Abb. 6 a, b.</u> <u>a</u> Tonsillencarcinom (1) links. Axiales NMRT, Inversion-Recovery-Scan;
<u>b</u> T1-Relaxationszeitbild der gleichen Schicht wie <u>Abb. 6 a</u>. Messung im Tumor (1)
und der Gegenseite (2)

Das Technicare NMR-System unter besonderer Berücksichtigung dreidimensionaler und getriggerter Datenakquisition

W. HUNTER

Technicare befaßt sich bereits seit mehr als 2 Jahren mit Forschungs- und Entwicklungsarbeiten auf dem Gebiete der NMR-Technologie. Die ersten Arbeiten wurden in enger Zusammenarbeit mit dem Massachusetts General Hospital in Boston (Dr.Taveras) durchgeführt. Die Arbeiten, die auch heute noch weitergeführt werden, erstrecken sich sowohl auf die Bildverarbeitung (NMRI) als auch auf Forschung auf dem Gebiete des Gewebestoffwechsels. Hierzu steht neben einem 1,5 kGauß System ein supraleitender Magnet von 15 kGauß für Kleintiere zur Verfügung.

Dr. Hinshaw (früher Nottingham University) setzte mit seinem Entwicklungsteam die gewonnenen Erfahrungen in ein industrielles NMR-System um, von dem 8 Systeme bereits ausgeliefert wurden. Es werden sowohl resistive als auch supraleitende Systeme hergestellt. Technicare sieht für beide Gerätetypen einen vorteilhaften Einsatzbereich. Auf Grund einer eigenen Entwicklung des resistiven Magneten mit 8 Einzelspulen konnte die gleiche Feldhomogenität wie bei supraleitenden Systemen erreicht werden.

Die Abbildung 1 zeigt ein supraleitendes System, installiert bei Dr. Alfidi in der Case Western Reserve University in Cleveland.

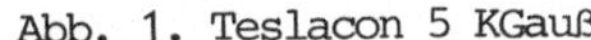

Abb. 1. Teslacon 5 KGauß

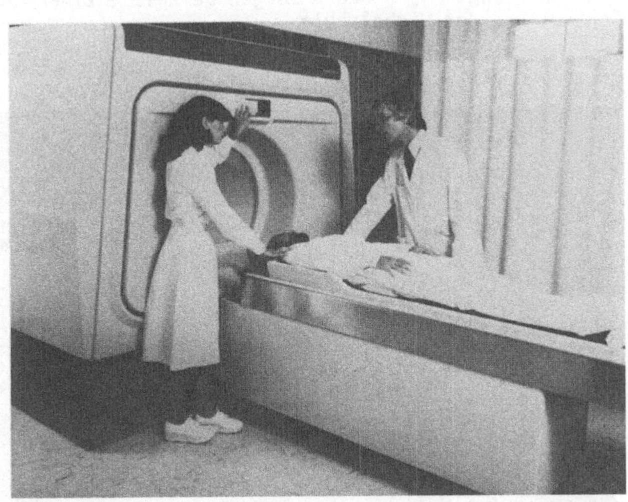

Abbildung 2 zeigt eine klinische Aufnahme aus dem Abdominalbereich mit dem resistiven System in "Saturation Recovery" Technik. Die nächste Abbildung zeigt einen anderen Bereich des Abdomens, diesmal aufgenommen mit dem supraleitenden Magneten.

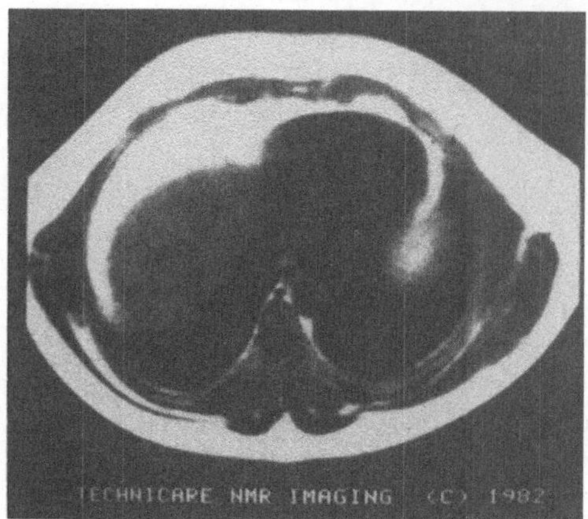
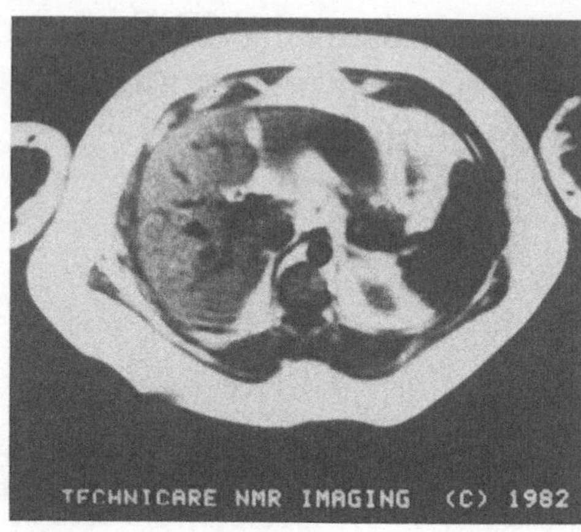

2

3

Abb. 2. Abdomen mit resistivem System 1,5 kGauß

Abb. 3. Abdomen mit supraleitendem System 3 kGauß

Technicare legte bei der Entwicklung des Systems besonderen Wert auf eine vielseitige, den medizinischen Problemen angepaßte Aufnahmetechnik. Neben der 2-dimensionalen Aufnahmetechnik in Einzel- und Multischicht wurde eine 3-dimensionale Aufnahmetechnik entwickelt, bei der alle Daten eines Volumenbereichs gleichzeitig erfaßt werden.

Bei der 2-dimensionalen Planar-Datenakquisition beträgt die Schichtdicke ca.10 mm, die Aufnahmezeiten 2-5 Minuten, bei einer Multischicht 6-10 Minuten.

Die Abbildungen 4, 5 und 6 zeigen Beispiele einer 2D-Aufnahme im Abdominalbereich, Schädel und der Wirbelsäule.

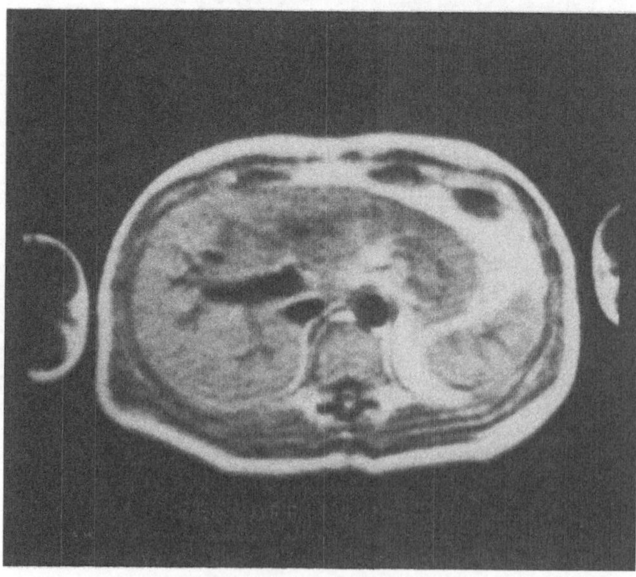

Abb. 4. 2D-Aufnahme Abdomen

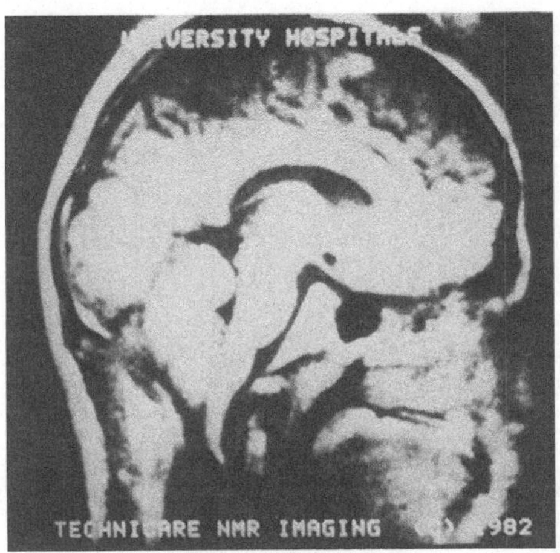
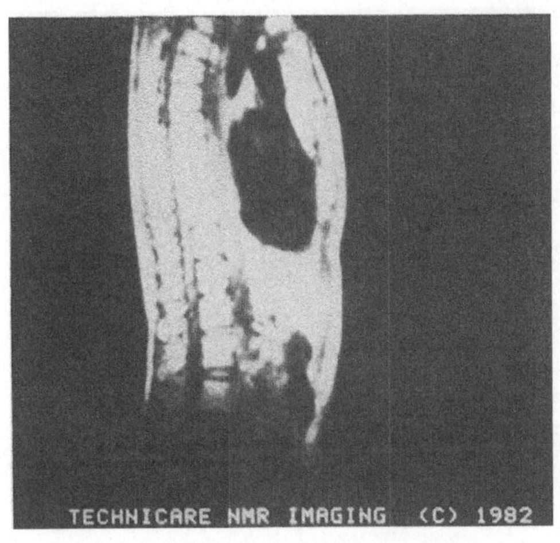

Abb. 5. 2D-Aufnahme Schädel

Abb. 6. 2D-Aufnahme Wirbelsäule

Die 2D-Multischicht-Technik hat jedoch den Nachteil einer gegenseitigen Beeinflussung der Bildinformation sowie einen relativ hohen Rauschanteil im Bild.
Technicare entwickelte deshalb auch für die Multischicht-Technik ein 3D-Ver-
fahren. Bei der 3D-Technik werden in einer Reihe von Flächenprojektionen die
gesamten Daten eines Volumens erfaßt. Die erforderliche Aufnahmezeit schwankt
zwischen 15 und 30 Minuten, je nach Aufnahmetechnik. Anschließend können nun in
beliebiger Ebene Schnitte bis herunter zu einer Schichtdicke von 1-2 mm gelegt
werden. Diese 3D-Technik, die besonders beim Schädel angewandt wird, ist darüber hinaus mit besonderen Oberflächenspulen im Wirbelsäulenbereich, bei den
Knien und der Mamma hervorragend geeignet. Die nächsten Abbildungen zeigen Beispiele dieser Technik. Eine Darstellungsart erlaubt die gleichzeitige Abbildung
von Transversal-, Sagittal- und Koronalschnitt. Cursor zeigen die Lage der je-
weiligen Schnitte. Durch einfache Verschiebung eines Cursors werden automatisch
die entsprechenden anderen Schnitte dargestellt. Jeder Einzelschnitt kann ver-
größert auf dem Bildschirm gezeigt werden.

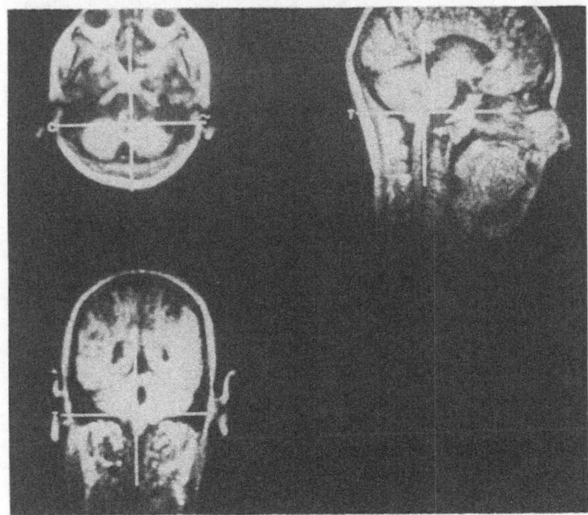

Abb.7. Schädel.Cursor zeigen die Lage der einzelnen Schnitte

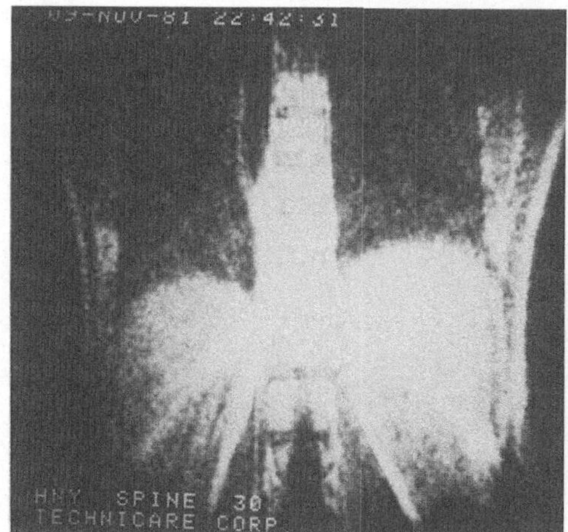
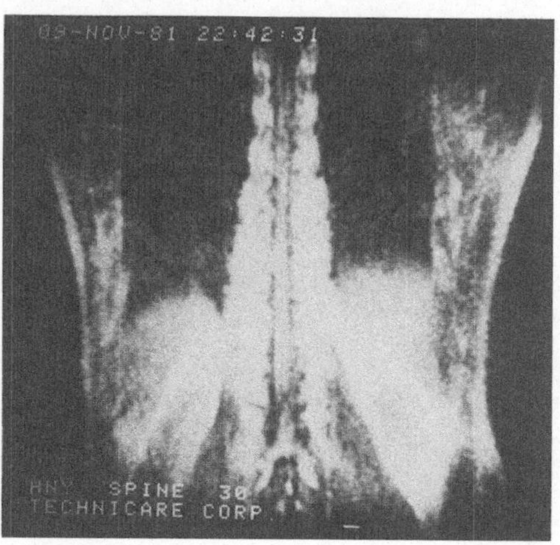

8

9

<u>Abb. 8, 9.</u> 3D-Aufnahmen der Wirbelsäule in zwei verschiedenen tiefliegenden Schnitten der gleichen Datenakquisition

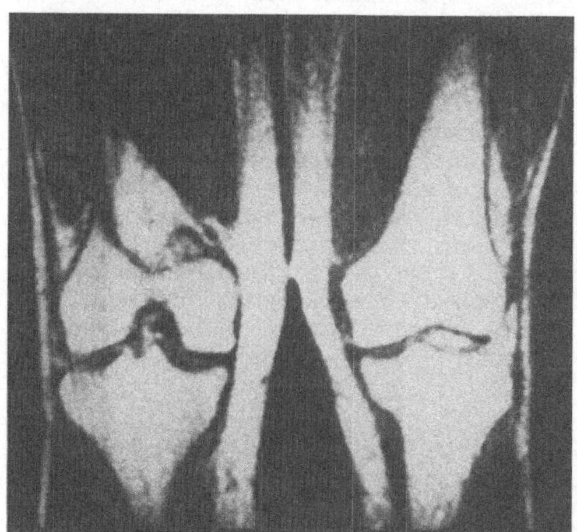
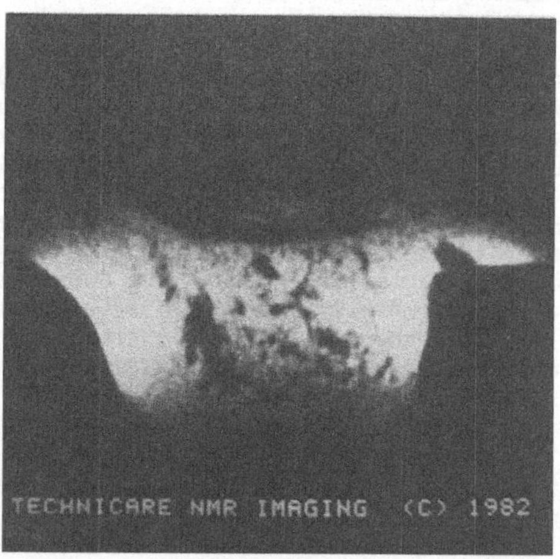

<u>Abb.1o.</u> 3D-Aufnahme des Knies

<u>Abb. 11.</u> 3D-Aufnahme der Mamma

Wie bereits erwähnt, kann die 3D-Technik auch für die Multischicht-Technik eingesetzt werden (anisotropic multislice acquisition). Hierbei können bis zu 32 angrenzende Schichten gleichzeitig erfaßt werden. Im Gegensatz zur 3D-Volumenmessung muß jedoch die Lage der Schichten vor der Messung festgelegt werden, dafür reduziert sich die Meßzeit wesentlich.

Die Abbildungen 12 und 13 zeigen 2 Schnitte dieser Aufnahmetechnik.

Technicare sieht ein breites Anwendungsgebiet der NMR-Technik in der Kardiologie. Getriggerte Herzaufnahmen bieten ausgezeichnete Anwendungsmöglichkeiten bei Myocard-Infarkten, Aneurysmen, Klappendefekten usw. Die Akquisitionszeit innerhalb eines Herzzyklus beträgt hierbei 50 ms; der Zeitpunkt der Akquisition kann beliebig gewählt werden. Gleichzeitige Aufnahme mehrerer Phasen ist möglich.

Die Abbildungen 14 und 15 zeigen einen Transversalschnitt durch das Myocard mit feinen Details im Septum und Papillar des linken Ventrikels.
In Koronalschnitt zeigen die Abbildungen 16 und 17, einmal in End-Diastole, gut die dicke Herzwand des linken Ventrikels und die dünne rechte Herzkammer.

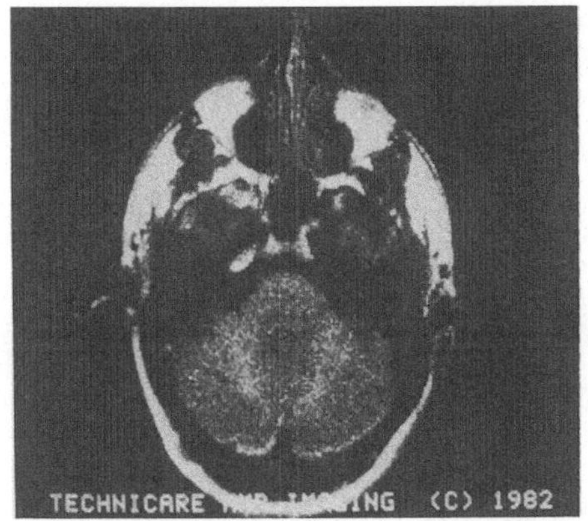

12

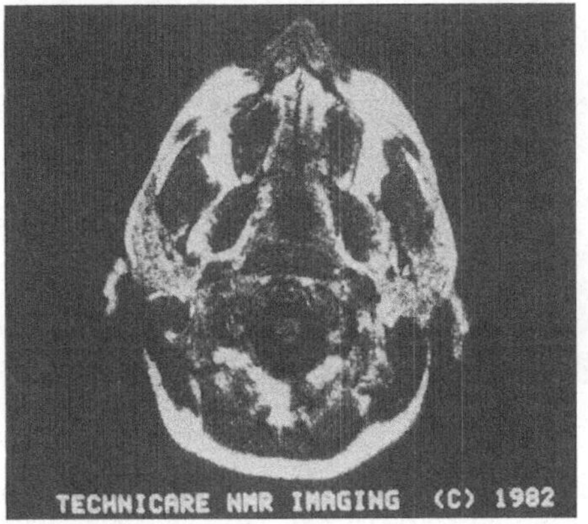

13

<u>Abb. 12, 13.</u> 3D-Multischicht-Aufnahmen des Schädels

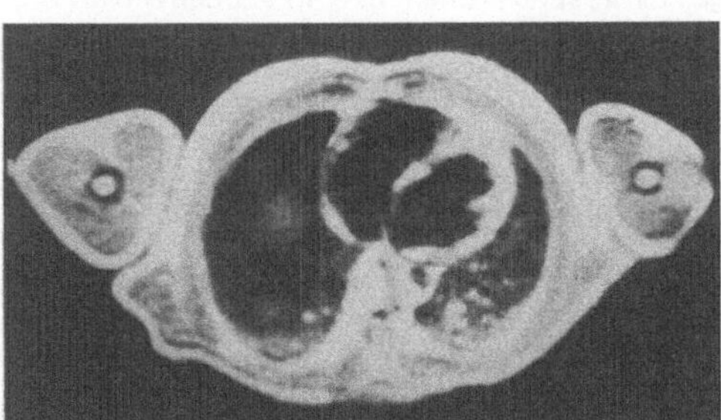

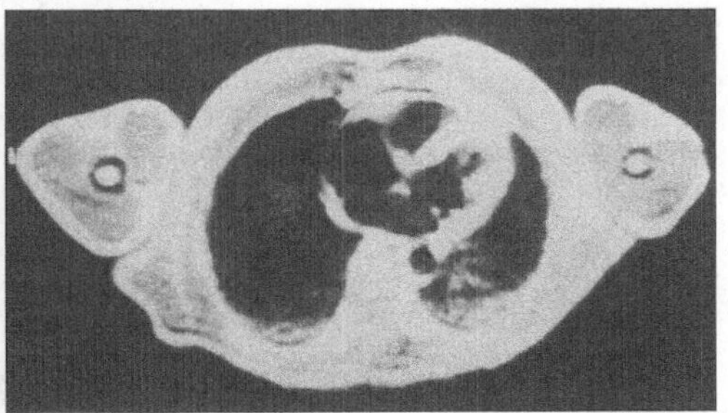

<u>Abb. 14.</u> Transversalschnitt durch das Myocard in Systole

<u>Abb. 15.</u> Transversalschnitt durch das Myocard in Diastole

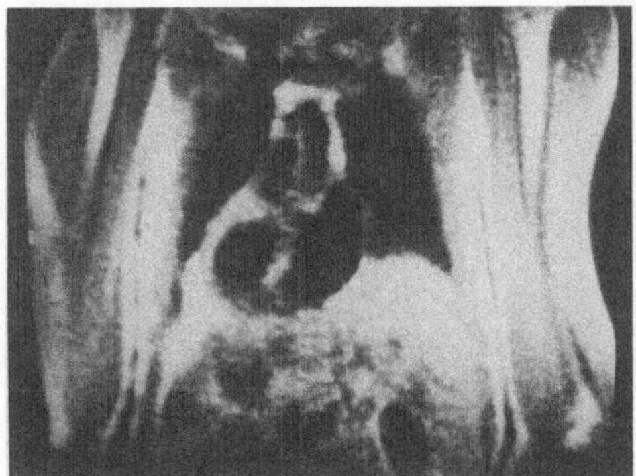

16

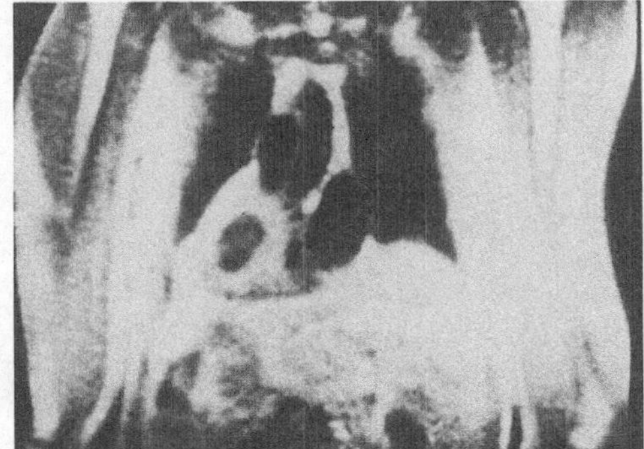

17

<u>Abb. 16, 17.</u> Koronalschnitt in End-Diastole

Die nächste Abbildung zeigt einen Apikalinfarkt. Deutlich ist die dünnere Wand
im Apex sowie die geringere Intensität im Infarktgebiet zu sehen.

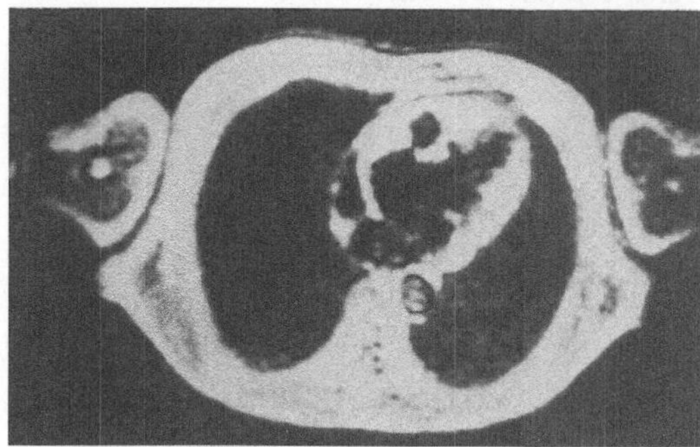

<u>Abb. 18.</u> Apikalinfarkt

Ein wichtiger Parameter in der NMR-Technik ist die Verwendung der verschiedenen
Anregungs- und Meßmethoden bei der Datenakquisition. Die diversen Aufnahmearten,
wie Saturation Recovery (SR), Inversion Recovery (IR), Spin-Echo (SE) und Steady-
State Free Precession (SSFP), können verwendet werden und liefern sich ergänzende
Aussagen. Die Abbildung 19 verdeutlicht den Einfluß der Aufnahmeart. Links oben
ist eine Aufnahme in "saturation recovery" mit Verzögerung von 2 Sek. zwichen den
einzelnen Impulsen. Diese Aufnahmeart zeigt im wesentlichen die Protonenvertei-
lung. Das Bild oben rechts ist ebenfalls in "saturation recovery" aufgenommen,
jedoch mit einem Pulsintervall von 0,5 Sek. Dadurch erhielt das Bild eine schwa-
che T_1-Gewichtung. Das Bild unten rechts, ebenfalls in "saturation recovery",
hat stärkere T_1-Gewichtung und zeigt eine gute Differenz zwischen grauer und
weißer Substanz. Das Bild unten links zeigt eine Spin-Echo-Aufnahme mit T_2 Gewichtung.

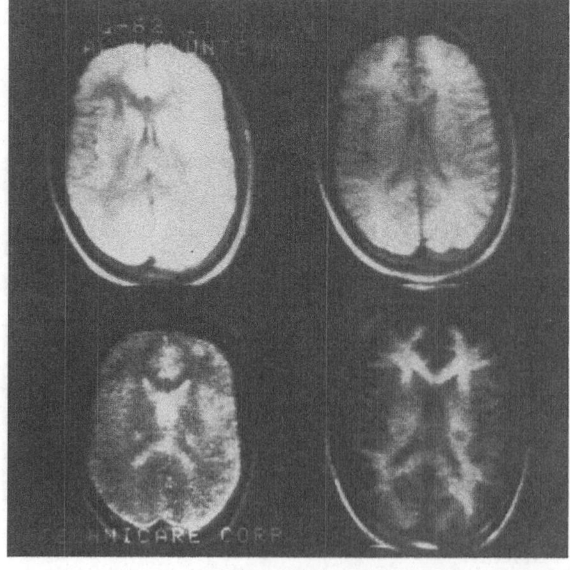

<u>Abb. 19.</u> Links oben, rechts oben
und rechts unten: Saturation
Recovery mit verschiedener T_1-
Gewichtung. Links unten: Spin-
Echo-Aufnahme mit T_2-Gewichtung

Die Abbildung 20 zeigt als Koronalschnitt, wie bei der vergangenen Abbildung, den
Einfluß der verschiedenen Aufnahmearten.

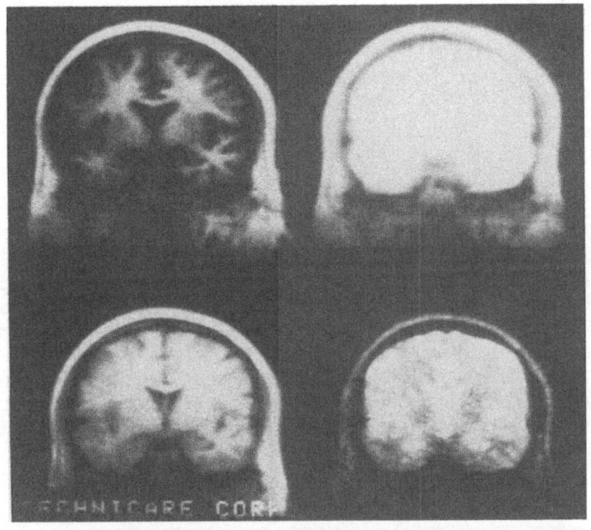

Abb. 2o. Links oben, rechts oben
und links unten: Saturation Recovery mit verschiedener
T_1-Gewichtung. Rechts unten:
Spin-Echo-Aufnahme mit T_2-Gewichtung

Auf Grund der intensiven klinischen und technischen Forschungen und Entwicklungen
ist es nur eine Frage der Zeit, bis die NMR-Technologie eine routinemäßige diagnostische Methode in der Medizin wird. Technicare bleibt weiter mit Forschungsgrup-
pen weltweit in enger Zusammenarbeit. Die Ergebnisse aus dieser Zusammenarbeit
werden sich in einem weiten Spektrum neuer Aufnahme- und Anwendeverfahren nieder-
schlagen, die den routinemäßigen Einsatz dieser Diagnose-Methoden auch praktisch
durchführbar werden läßt.

Clinical Application of NMR Using the FONAR Technique in Diseases of the Breast and Lung

E. K. KEELER

Historical Background

Raymond Damadian began his search for a new modality which would provide better diagnostic information back in the 1960's. His purpose was to find a method which looked beyond the gross changes produced by disease in tissues and cells but which gave indications of biochemical changes occurring within the body. Of all the techniques used by chemists and biochemists to study chemical characterization, NMR appeared to be the safest and most versatile. The idea of using NMR as a diagnostic medical device that would probe the body and search out changes produced by disease was conceived. An artist's conception of how this device would appear is shown in figure 1. Dr. Damadian was awarded a patent for his technique in March, 1972.

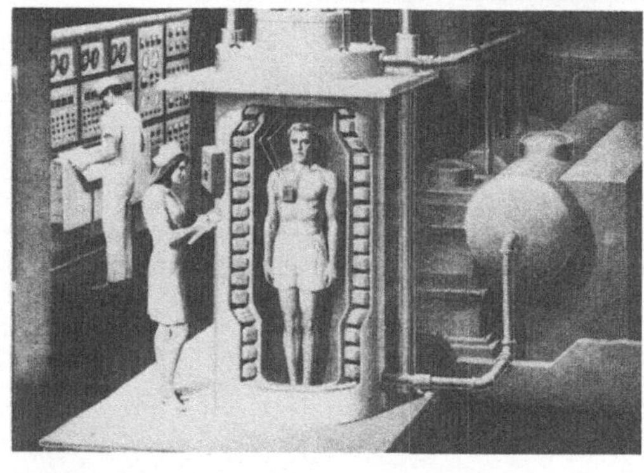

FIG. 1. Artists concept for an NMR medical diagnostic system (circa 1973)

The early NMR studies on tissue samples showed that the most valuable parameters which NMR could measure were the relaxation times, T-1, and T-2. These parameters measure the rate at which the nuclei return to equilibrium after excitation. Early experiments on rodent tissue (Table 1) showed that T-1 values from tumor tissue were extremely elevated over those from comparable normal tissue. Tissue samples from human patients showed the same correlation (Table II). The ability to use quantitative measurements to differentiate normal and diseased tissue may revolutionize diagnostic medicine.

Traditional NMR spectrophotometers had only a small volume where the magnetic field and applied radio-frequency had

TABLE I

PROTON T-1 RELAXATION MEASUREMENTS FOR RODENT TISSUES (sec)[1]

	MUSCLE	LIVER	STOMACH	SMALL INTESTINE	KIDNEY	BRAIN
NORMAL	.539±.015	.283±.010	.270±.016	.257±.030	.450±.026	.595±.007
TUMOR	.730±.002	.429±.013				

[1]PROTON RESONANCE FREQUENCY = 24MHz

TABLE II

PROTON T-1 RELAXATION MEASUREMENTS FOR HUMAN TISSUES[1]

	BREAST	SKIN	MUSCLE
NORMAL	.385±.079	.616±.019	1.023±.029
TUMOR	1.000±.08	1.017±.10	1.413±.032

[1]PROTON RESONANCE FREQUENCY = 24MHz

the correct correspondence so that a signal could be detected. The first FONAR magnets continued with the focused volume concept and the whole body had to be passed through the spot in order to obtain data from each point in the body.

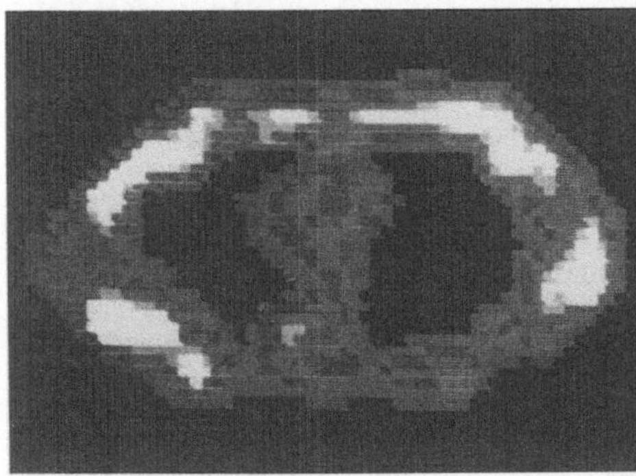

The first human scan was performed in 1974 (figure 2) and with it came the birth of FONAR Corporation. The idea was now a reality. NMR could be used to provide structural and quantitative information about the human body.

Production began at the facility in Melville, New York. Manufacture of the first unit for clinical investigation was begun in Spring, 1980 and installation was begun five months later at the offices of Diagnostic Imaging Associates in Cleveland, Ohio. In January of 1980 the system started in operation and the first evaluated studies began.

FIG.2. First live human NMR scan of a normal chest cross section. (Physiol Chem Phys 9,97 (1977).)

The Clinical Setting

The FONAR NMR scanning unit is large. The unit shown in figure 3, the QED 80, is about eighteen feet long and wide and almost seven feet high.

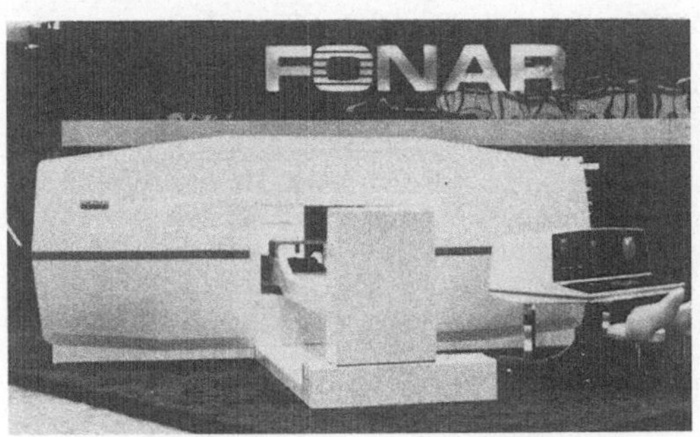

FIG.3. FONAR QED 80. First whole body NMR scanner available for clinical evaluation. (0.04 Tesla)

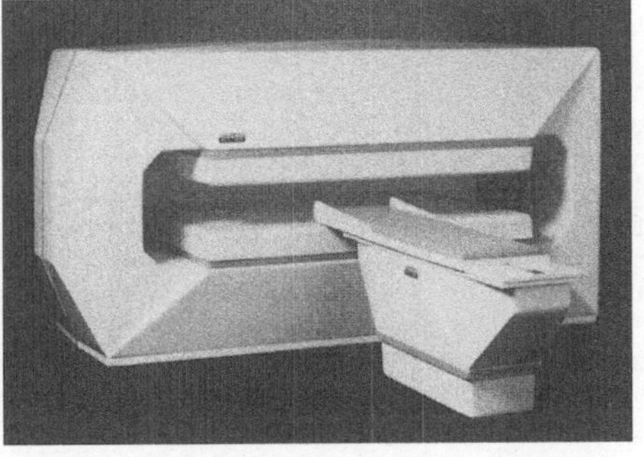

FIG.4. FONAR QED β3000. Present whole body NMR scanner available for clinical evaluation (0.30 Tesla)

The QED 80 requires a room between 20 and 25 feet square and weighs about 20,000 pounds. The second model, the QED 80α, looks identical in size and shape. The latest model, the QED β3000 (figure 4), is a larger model and specifications for that will be provided to anyone interested. It is a 3000 gauss, non-superconducting magnet which has no fringe field and does not require an iron-free environment.

The NMR and computer subsystems are housed in computer racks which must be placed in a separate air-conditioned room. The number of racks and size of the computer varies with the model.

The operator console is placed in an adjoining control room with a direct window view into the scanning room. The console has a CRT screen for computer interaction, a display monitor for image and T-1 data, and a closed circuit TV for patient monitoring.

The suite design can be fairly flexible if sufficient space is available. The suite should be located on the ground floor, if possible, or the floor of the scanning room may require structural reinforcement. The scanner is placed in a shielded room to eliminate radio frequency interference. This special shielding is a room within a room which effectively screens out radiofrequency noise so that outside radio interference with the operation of the sensitive detection of NMR signals from the body is eliminated.

The risks to safety using the FONAR scanner are minimal. The levels of radio frequency power and magnetic field strength are well below the limits set by the Bureau of Radiological Health in its February 1982 guidelines. In the FONAR QED 80, the fringe field effects of the magnetic field drop off very rapidly as distance from the center of the magnet increases. At a distance of six feet from the magnet the effects are almost negligible, that is, at the same level as the earth's magnetic field.

In the QED β3000, the design of the magnet is such that fringe field effects have been virtually eliminated. Thus there is no concern about the "missile effect" which pulls tools from workers hands or keys from people's pockets with this 3000 gauss magnet. Other than structural requirements for adequate support, no special requirements for an iron-free environment are necessary with this device. Thus this area of concern about hazards and accidents of this type has been eliminated.

Other safety precautions must be observed until further information on the effects of NMR are available. Patients with pacemakers, cardiac monitors, or other non-removable - electro-magnetic devices are not acceptable candidates. Pregnant women and small children should not be scanned except in extraordinary circumstances since the effect of NMR upon the developing nervous system has not yet been evaluated.

Patients with ferro-magnetic implants and prostheses are not good candidates for NMR scanning. In the low field magnets the metal will distort the field and affect the quality of the data. In a stronger field the effects may be more serious and localized heating may occur. More research in this area is needed both in studying effects of the RF energy and magnetic field and in developing new materials for such surgical use. This will become more important as the use of NMR becomes more widespread.

Because of the absence of fringe field problems, patients with IV's, catheters, and oxygen apparatus do not present a problem, provided the metallic parts and needles are not in the region of the scan.

There is no danger of electrical hazards to the patient or operator from any part of the machine with which they may come in contact. The total surface of the machine is fiberglass or plastic and all circuits are carefully grounded.

The Clinical Data

The FONAR NMR scanner is unique in that it has two modes of operation which provide two distinct sets of diagnostic information. In the anatomy mode the scanner produces images of the selected region of the body. In the chemistry mode specific T-1 data from a focused volume of the tissue is obtained.

With the evolution of NMR technology, new methods and types of imaging have evolved. The QED 80 produced images by a point by point acquisition of data as the body moved through the focused spot. These data had the advantage of being direct, not averaged measurements and were useful in showing gross anatomical and structural changes and in allowing correct positioning of T-1 measurements. The method was slow and lacked adequate resolution.

The QED 80α dramatically improved the image resolution of the FONAR scanners. Data can now be obtained by a rotating gradient magnetic field. This allows for great improvement in image quality with decreased scanning time. T-1 measurement time has also been dramatically shortened. A tremendous increase has been made in the amount of information which can be acquired in the same one hour total examination time.

The introduction of the QED β3000 has further increased the resolution with shorter data acquisition times and also allowed for a much greater versatility in data collection techniques. Images can now be obtained using a wide variety of pulse sequences. Studies using saturation recovery, spin echo, inversion recovery, and steady-state free precession pulse programs, among others, are now available. Multi slice data collection is used. A sagittal image of the brain using spin echo sequence is shown in figure 5. This instrument is designed for broad research capabilities and expandible capabilities.

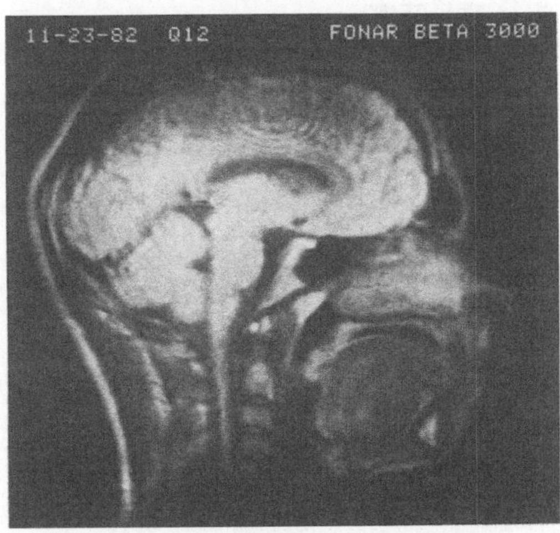

FIG. 5. SAGITTAL VIEW OF NORMAL BRAIN.
Part of first series of images made
on the FONAR β3000

All FONAR scanners retain the capabilities to perform focused T-1 measurements. This additional chemistry mode for Region of Interest Chemistry allows:

- Quantitative evaluation of a focused region of tissue
- Evaluation of tissue chemistry - not just anatomy
- Periodic monitoring of patients in a safe, non-invasive manner
- Comparison of data from several individuals
- Detection of cellular changes produced by disease before anatomical changes are apparent
- Evaluation of organ function
- Monitoring of response to therapeutic protocols

The FONAR focused technique for T-1 measurement is a valuable, quantitative, diagnostic tool. Measurements are:

- Focused on a small volume of tissue
- Based on 13 separate and direct measurements per T-1 determination
- Distinct from imaging data - not influenced by averaging throughout tissue
- Accurate on an absolute T-1 scale to within 8%
- Reproducible to within 10%

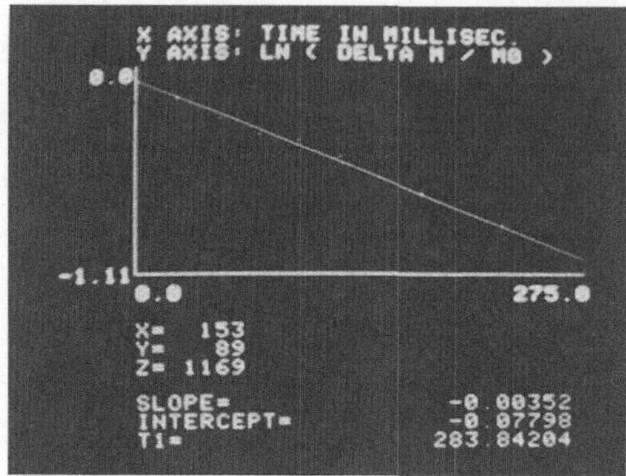

FIG.6. Graphical analysis of data for determination of T-1 relaxation time on the FONAR NMR scanner

T-1 measurements are made by the progressive saturation method (figure 6). This technique (Freeman Hill) uses biochemical kinetic analysis of a single exponential decay using a semi-log plot. The data is analysed by linear regression analysis of 5-13 individual data points. Data acquisition time may vary from 28 seconds to 1.5 minutes depending on the pulse sequence used to acquire the data. Adequate flexibility in pulse sequences allows measurements to be made on samples in vitro and in vivo over a wide range of sample sizes and T-1 ranges.

The accuracy of T-1 measurements is verified by determinations made on solutions of $NiCl_2$ whose exact concentration determines the T-1 value at a particular magnetic field strength. These measurements show the ordinary accuracy of the T-1 measurement technique using the settings for in vivo measurements. In vivo T-1 measurements are normally in the range of 100 - 300msec at 400 gauss. For abnormal values over 400msec accuracy decreases unless special pulse sequences are used. Reproducibility is important for monitoring and comparison of data. The reproducibility of the measurements shown in Table III is better than 10% for any of these solutions. Day to day reproducibility must also be considered. A comparison of measurements made on two different days shows only 9.1% variation.

TABLE III

T-1 RELAXATION MEASUREMENTS FOR STANDARD $NiCl_2$ SOLUTIONS[1]

	SOLUTION	T-1 VALUE (msec)	STANDARD DEVIATION (msec)	NUMBER OF DETERMINATIONS	PERCENT VARIATION	PERCENT CHANGE
DAY 1	16mM	100.5	± 8.7	10	8.7	---
	10mM	153.2	± 7.9	10	5.2	---
	7mM	208.2	±17.1	10	8.2	---
	5mM	296.6	±18.1	10	6.1	---
DAY 2	16mM	100.4	± 8.2	10	8.2	0.10
	10mM	152.7	± 8.8	10	5.8	0.32
	7mM	211.1	±10.3	10	4.9	0.14
	5mM	285.5	±16.7	10	5.8	0.37

[1] PROTON RESONANCE FREQUENCY = 1.970MHz

Reproducibility in vivo is also necessary but more difficult to measure. Values taken from a single position in the breast show a variation of only 6%, while values from different positions in the breast show a variation of 12%. This increased variation is not unexpected because of the non-homogeneity of breast tissue. T-1 values within a more homogeneous organ such as the liver vary less than 8%. These are all acceptable experimental variations for in vivo studies.

Hence a method is now available for quantitatively evaluating differences in tissue, in normal structures, in functioning and non-functioning organs.

Some of the studies currently in progress or recently completed include the following:

- T-1 evaluation of malignant and non-malignant lung disease.
- T-1 evaluation of normal and abnormal tissue in breast.
- T-1 measurements in patients with manic depressive illness - pre and post lithium therapy.
- T-1 measurements in renal transplant patients.
- NMR monitoring during chemotherapy for carcinoma of the breast.

Some of the highlights of these studies and others recently begun will follow.

Clinical Studies

An evaluation of normal structures must be made before changes produced by disease can be evaluated. Average T-1 values for normal chest and mediastinal structures are shown in Table IV. Because of the low proton concentration and large air volume in the lungs, T-1 measurements from lung tissue show only noise levels and cannot be evaluated. Normal chest structures include the heart, hilar and mediastinal structures and blood vessels. These structures can be anatomically located and evaluated on the NMR image. The mean and width of the proton density settings can be varied to highlight certain structures.

TABLE IV

AVERAGE T-1 VALUES ASSOCIATED WITH NORMAL CHEST STRUCTURES[1]

STRUCTURE	AVERAGE T-1 (msec)
BLOOD VESSELS	767 ± 100
DORSAL MUSCLES	180 ± 20
HEART MUSCLES	188 ± 23
HILAR STRUCTURES	124 ± 25
MEDIASTINAL STRUCTURES	140 ± 27

[1]PROTON RESONANCE FREQUENCY 1.731MHz

T-1 values in non-malignant lesions of the lung have been measured (Table V). A very limited number of patients and diseases were studied with the average T-1 value within non-malignant lesions found to be 162msec ± 43msec. Only one disease produced a measurement over 200msec and, since this was only a single measurement, its statistical reliability can be questioned but it is included for completeness.

TABLE V

T-1 VALUES ASSOCIATED WITH NON-MALIGNANT LUNG DISEASE

DIAGNOSIS	NO. OF T-1 MEASUREMENTS	AVERAGE ± s.d. (msec)
Atelectasis	3	181 ± 29
Consolidating lobar pneumonia	2	180 ± 56
Angiolipoma	3	139 ± 8
Epicardial fat pad	1	240 ± -
Bronchogenic cyst	2	126 ± 8
Fibrosis	1	161 ± -
Granulatomous disease	5	156 ± 33
All non-malignant diagnoses	17	162 ± 43

The benign lesions studied included a bronchogenic cyst shown in CT image and in the corresponding NMR scan (figure 7a, b). Additionally, a consolidating lobar pneumonia was first detected by x-ray and is visible in the NMR scan in the posterior of the upper right lung at the junction of the major and minor fissures

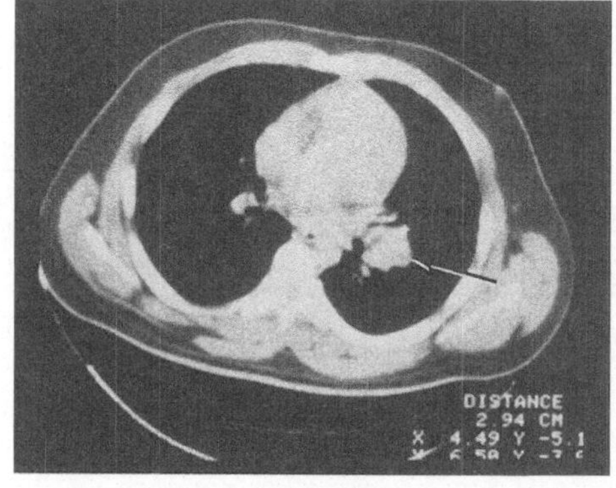

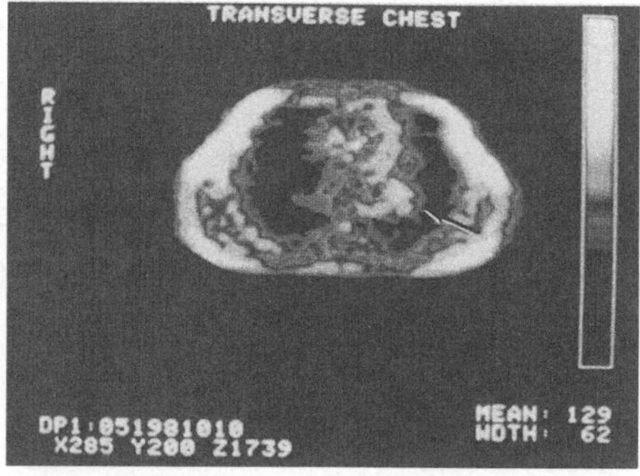

FIG.7a. CT section of a 17 year old male with a bronchogenic cyst (arrow) in the left lung

FIG.7b. NMR transverse slice through chest of same patient as in 7a. Arrow indicates high proton intensity signal from region of bronchogenic cyst

T-1 data from patients with malignant lesions of the lung was obtained. Patients were selected from those referred for x-ray or CT evaluation of masses in the lung. The majority of these proved to be malignant. Figure 8 shows the NMR scan of a patient referred for evaluation of an upper lung mass. NMR imaging showed the mass extending across the entire upper right lung field. T-1 measurements in the mass ranged from 224-350msec with an average value of 270 ± 56msec. The mass was diagnosed recently as a poorly differentiated adenocarcinoma of the lung.

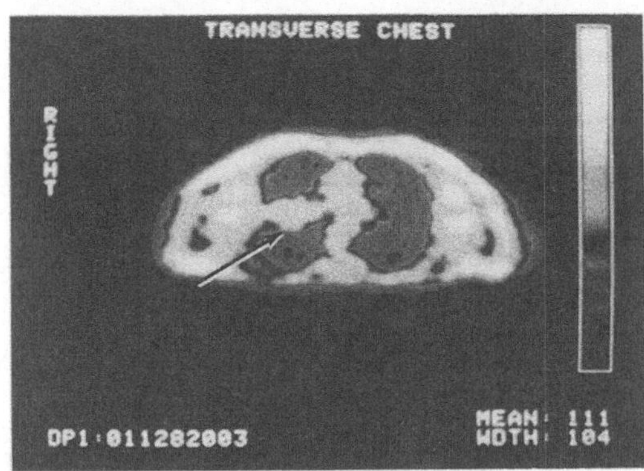

FIG.8. NMR transverse section through
chest of 58 year old female patient
with adenocarcinoma (arrow) of the
lung

A summary of the T-1 data from 17 different cases of carcinoma of the lung is
shown in Table VI. Some gradation in T-1
values from the various types of carcinoma is apparent. The data and back-
ground information are insufficient to
determine whether these T-1 differences
are produced by real differences in the
type of the disease or due to the grade
of malignancy and stage of development
within the individual. Probably all of
these factors may make some contribution.
It is interesting to note that the most
virulent form of the disease, oat cell
carcinoma, gives the highest T-1 values.

TABLE VI

T-1 VALUES ASSOCIATED WITH MALIGNANT LUNG DISEASE

DIAGNOSIS	NO. OF T-1 MEASUREMENTS	AVERAGE ± s.d. (msec)
Adenocarcinoma	3	188 ± 8
Unspecified Carcinoma	13	196 ± 36
Epidermoid Carcinoma	2	228 ± 6
Squamous Cell Carcinoma	16	231 ± 36
Large Cell Carcinoma	4	249 ± 28
Small Cell Carcinoma	12	265 ± 28
Bronchoalveolar Carcinoma	4	270 ± 36
Oat Cell Carcinoma	3	314 ± 2
All Carcinoma	56	242 ± 52

A comparison of T-1 values from malignant and non-malignant lesions (figure 9) shows
that malignant lesions have T-1 values which are significantly elevated over those
from non-malignant lesions. There is some degree of overlap, but the probability
that the two groups are not significantly different is less than .001.

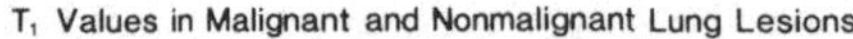

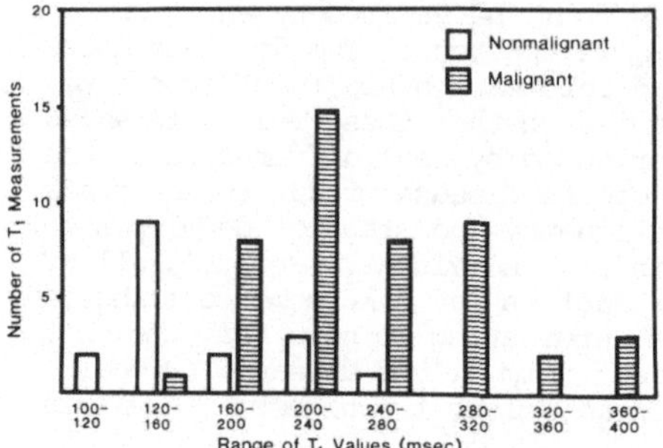

FIG.9. Comparison of T-1 values from
35 patients with solid mass lesions
in the lung

TABLE VII

T₁ DETERMINATIONS IN BREASTS
WITH MINIMAL DYSPLASIA

No. of patients evaluated (breasts)	6(12)
No. of T₁ determinations	22
Average T₁ value	126 ±42 msec

TABLE VIII

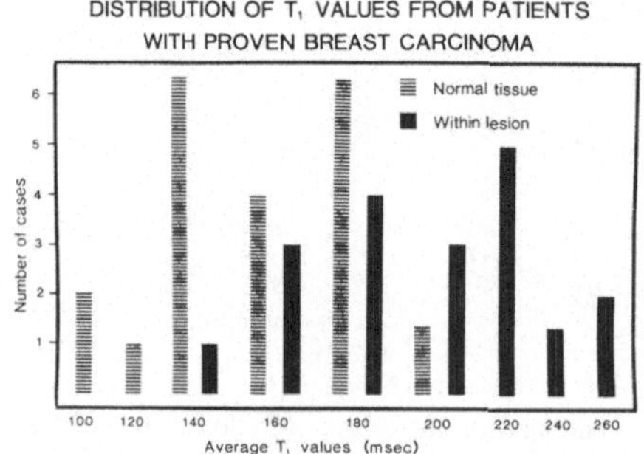

Evaluation of human breast tissue has
been carried out on a group of 185 high
risk patients. Few of these patients
exhibited normal breast tissue patterns
on mammographic examination. NMR studies
of these patients were similarly skewed
toward the abnormal. T-1 values from
patients with minimal mammary dysplasia
or fatty replacement of the breast average about 126msec (Table VIII). The
T-1 values vary over a broad range in
breast tissue because of a variety of
factors which include:

- The structure of the human breast.
- Motion during breathing.
- Breast mobility.
- Variations due to dysplastic changes.
- Hormonal influence.

Images of breasts with increased dysplasia (Table VIII) show more variation
in the signal intensity from the breast
tissue. T-1 values from patients with
these changes are somewhat elevated and
cover a very broad range. Since this
description may include a variety of
benign conditions as well as possible
pre-malignant conditions, it is rather
non-specific and indiscriminate.

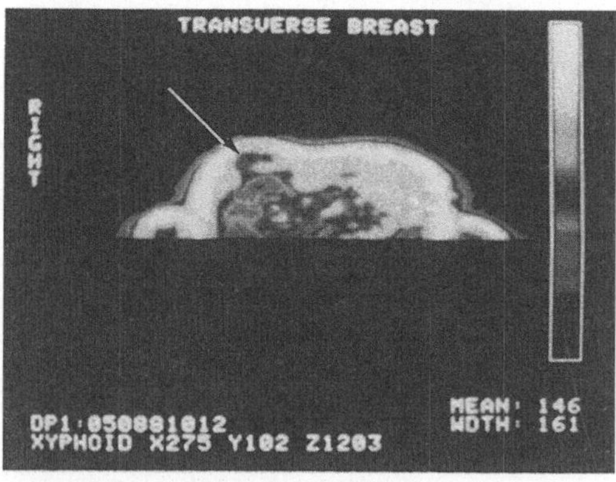

FIG.10. NMR transverse section through
breast and anterior chest of a 46 year
old woman with a large cyst in the right
breast (arrow)

Figure 10 illustrates an NMR image of breast tissue which shows a region of very low
signal intensity in the right breast at the level of a large palpable mass. T-1
values from within the mass were extremely elevated (>400msec) consistent with a
fluid filled structure. The lesion was diagnosed as a cyst.

Thirty-one patients who participated in the breast study had microscopic examinations
of breast tissue. The NMR results of these patients were evaluated by a radiologist
under blind conditions and compared with pathological findings. A comparison of
mammographic evaluation and pathology is shown in Table IX. Mammography correctly
diagnosed the presence of abnormal (not necessarily malignant) lesions in 25 cases
and the absence of such a lesion in three cases. In this group there was one false
positive and one false negative.

TABLE IX

HUMAN BREAST TISSUE EVALUATION: MAMMOGRAPHY VS PATHOLOGY

MAMMOGRAM EVALUATION

		LESION SUSPECTED	NO INDICATION	TOTAL
	EVIDENCE OF LESION	25	1	26
PATHOLOGY	NO INDICATION	1	3	4
	TOTAL	26	4	30

TABLE X

HUMAN BREAST TISSUE EVALUATION: NMR VS PATHOLOGY

NMR EVALUATION

		LESION SUSPECTED	NO INDICATION	TOTAL
	EVIDENCE OF LESION	27	0	27
PATHOLOGY	NO INDICATION	1	3	4
	TOTAL	28	3	31

The same comparison between the results of NMR evaluation and pathology is shown in
Table X. NMR evaluation using combined image and T-1 data agrees with pathology in
30 of the 31 cases with one false positive.

The combined results of all conventional modalities, i.e. mammography, ultrasound,
and physical exam vs pathology are shown in Table XI. These combined results agree
with pathology in 30 out of 31 cases.

In this limited but blind evaluation, NMR agrees with pathology to an extent which
is equal to or better than any of the conventional diagnostic modalities. The conditions of these studies do not use NMR as a stand-alone modality but rather as a
method of obtaining additional information about symptomatic or previously diagnosed
diseases.

TABLE XI

HUMAN BREAST TISSUE EVALUATION: NMR VS OTHER DIAGNOSTIC MODALITIES

NMR EVALUATION*

		LESION SUSPECTED	NO INDICATION	TOTAL
OTHER DIAGNOSTIC MODALITIES	LESION SUSPECTED	79	12	91
	NO INDICATION	27	43	70
	TOTAL	106	55	161

* CORRECTED FOR EARLY POSITIVE INDICATIONS

FIG. 11. Comparison of T-1 values from 22 patients with palpable breast masses

FIG. 12. Comparison of T-1 values from normal and malignant tissue of 20 patients with proven carcinoma of the breast

A comparison of T-1 values from detectable breast masses is shown in figure 11. Average T-1 values from within a mass are significantly higher than those obtained from normal tissue or those of the opposite breast. Although some overlap is shown, in very few cases were values from within a mass in a single individual in the same range as values from normal tissue of that same individual.

Studies have been completed on twenty-one individuals with proven carcinoma of the breast. These include a case where mammographic evaluation failed to detect the malignancy.

Data for twenty cases where the malignant lesion was discernible by NMR are shown in Table XII. The average values from within the lesion are elevated over normal tissue values in every case. In two cases the difference is not very large but the T-1 values are significantly higher than the normal population.

Discrimination must be made on an individual basis as well as a comparison with a normal population. When sufficient data is available, it may be found that each patient may provide her own baseline for comparison, particularly in breast tissue.

A graphical comparison of the T-1 data from normal and malignant tissue (figure 12) shows that in the combined data from many individuals there is a degree of

<u>TABLE XII</u>

<u>T-1 RELAXATION TIMES FROM PATIENTS WITH PROVEN CARCINOMA OF THE BREAST</u>

PATIENT	AVERAGE T-1 VALUE WITHIN LESION	AVERAGE T-1 VALUE OUTSIDE LESION	DIFFERENCE IN AVERAGE VALUES
1	184 (2)	170 (4)	14
2	258 (2)	171 (1)	87
3	200 (3)	163 (5)	37
4	283 (1)	170 (2)	113
5	180 (2)	146 (8)	34
6	210 (4)	154 (2)	46
7	206 (2)	137 (2)	69
8	168 (3)	109 (2)	59
9	164 (3)	112 (3)	52
10	172 (2)	145 (4)	27
11	245 (3)	188 (2)	57
12	181 (3)	146 (3)	35
13	159 (2)	134 (5)	25
14	146 (3)	99 (3)	53
15	250 (3)	168 (3)	82
16	226 (3)	179 (5)	47
17	225 (3)	139 (6)	86
18	216 (3)	168 (3)	48
19	204 (2)	200 (1)	4
20	223 (3)	173 (4)	50
AVERAGE	205 (52)	154 (68)	49
	S.D.±33	S.D.±32	S.D.±23

Note: One case was omitted since values were not obtained from within lesion.

overlap. The values from the malignant tissue are elevated to a statistically significant degree over those for normal tissue.

A summary of the results of NMR evaluation of breast lesions shows that combined results of NMR imaging and T-1 evaluation provided indications of an abnormal condition in all but one case of proven malignancy. The sensitivity of NMR as a method for identifying abnormal or suspicious regions within the breast has been demonstrated, although the specificity for distinguishing among various types of lesions has not yet been established.

Die Kernspin-Tomographie des Abdomens und des Beckens

W. Rödl, H. Lutz, A. Oppelt

Zusammenfassung:

An einem experimentellen Kernspinresonanz-Abbildungssystem der Firma Siemens mit einem 0,2 Tesla-Widerstandsmagneten wurden bei 80 Patienten der Medizinischen Universitätsklinik Erlangen Ganzkörper-Tomogramme durchgeführt. Der Schwerpunkt lag bei Erkrankungen des Abdomens und des Beckens. Die bildhaften Charakteristika von Gewebsstrukturen werden in Abhängigkeit von variablen Meßparametern demonstriert. Möglichkeiten einer Differenzierung pathologischer Prozesse durch skalierte Grautonbilder sowie durch errechnete T1- und T2-Bilder werden diskutiert.

Einleitung:

Ein Kernspin-Tomogramm (KST) ist ein Schnittbild des menschlichen Körpers ohne Verwendung ionisierender Strahlen. Bildhaft dargestellt werden Konzentration und Bindungszustand des Körperwassers. Die Konzentration entspricht der Protonendichte der Wasserstoffatome im Gewebe, der Bindungszustand beeinflußt die kernmagnetischen Relaxationszeiten der Wasserstoffprotonen T1 und T2.

<u>Methode</u>:

Unsere Untersuchungen führten wir an einem experimentellen Kernspinresonanz-Abbildungssystem der Firma Siemens mit einem O,2
Tesla-Widerstandsmagneten durch. Abhängig von den beiden variablen
Abbildungsparametern Repetitionszeit Tr und Ausleseverzögerung $\mathcal{T}$
ändert sich der Bildcharakter. Wir haben <u>vier verschiedene Meßmodes</u>
mit unterschiedlichem Tr und $\mathcal{T}$ durchgeführt: <u>Mode 1</u> (=saturation
recovery) mit kurzem Tr (300 msec) und kurzem $\mathcal{T}$ (30 msec); <u>Mode 2</u>
mit langem Tr (1600 msec) und kurzem $\mathcal{T}$; <u>Mode 3</u> mit langem Tr und
langem $\mathcal{T}$ (60 msec) und zusätzlich <u>Mode 4</u> als inversion recovery mit
Inversionsverzögerung Td=400 msec, Tr=1600 msec und $\mathcal{T}$ =30 msec.
Prinzipiell unterscheidet man zwischen der bildlichen Darstellung
des Kernresonanzsignals und berechneten T1- und T2-Bildern. Im ersten Fall, also beim Grautonbild, werden Bezirke mit starkem Kernresonanzsignal hell,mit schwachem Signal dunkel dargestellt. Die
dazwischen liegenden Grautöne der einzelnen Organe und Organstruk-
turen wurden miteinander verglichen und relativ zueinander in <u>fünf</u>
<u>Grautonstufen</u> eingeteilt: in dunkel, dunkel bis grau, grau, grau
bis hell und hell. Für jeden Meßmode wurde empirisch eine Gewebs-
differenzierung nach dieser <u>Grautonskala</u> zugeordnet. Zur Erstellung
der <u>berechneten T1- und T2-Bilder</u> haben wir von jeder Körperschicht
drei Tomogramme nach Mode 1, Mode 2 und Mode 3 angefertigt. In jedem beliebigen Punkt der Körperschicht können die T1- und T2-Zeiten
bestimmt werden.

Eigene Untersuchungen:

Bei 80 Patienten haben wir Ganzkörper-Tomogramme überwiegend des Abdomens und des Beckens durchgeführt, schwerpunktmäßig bei Leber- und Pankreaserkrankungen.

Die Leber stellt sich bei kurzem Tr in einem Grauton dar. Die großen Gefäße, wie Aorta und Cava, die Vena portae mit ihren intrahepatischen Aufzweigungen kommen dunkel zur Darstellung. Gut ist der dunkle Rückenmarkskanal mit dem hellen Rückenmark gegen den grau kontrastierten Wirbelkörper abgrenzbar (Abb. 1). Die Gallenblase erscheint allgemein bei kurzem Tr dunkel. Nur manchmal stellt sie sich hell gegen die Umgebung dar, wohl dann, wenn vermehrter Cholesteringehalt des eingedickten Inhalts mit kürzerer Relaxationszeit ein stärkeres Signal hervorruft. Leberhämangiome sind in Mode 1 weitgehend maskiert. In Mode 2 und 3 sind sie hell gegen die Leber abgesetzt (Abb. 2). In Mode 4 werden sie dunkel. Leberzysten sind, wie Zysten allgemein, in Mode 1 dunkel, erklärlich durch das lange T1 des wässrigen Inhalts. Sie bleiben in Mode 4 dunkel, werden in Mode 2 und 3 dagegen grau und verschwinden weitgehend im umgebenden Lebergewebe. Damit unterscheiden sie sich von Hämangiomen, die ja bei kurzem Tr leberadäquat grau und erst bei langem Tr hell gegen die Leber abgrenzbar erscheinen. Zystisches Verhalten zeigte auch eine riesige Choledochuszyste (Abb. 3) bei einer Patientin mit prall elastischer Schwellung im rechten Oberbauch. Lebermetastasen zeigen hinsichtlich ihres Primärtumors unspezifisches Verhalten: zwei Metastasen eines Bronchialkarzinoms sind in Mode 4 deutlich dunkel abgrenzbar. Das Dichtebild des Mode 4 zeigt umgekehrte Kontraste und läßt eine Kokardenform mit hellem, offensichtlich nekrotischem Zentrum und soliderem Randsaum erkennen (Abb. 4). Die Kokardenform fand sich auch bei Lebermetastasen eines Melanoms. <u>Leberzirrhosen</u> zeigen eine wesentlich breitere Streuung der Relaxationszeiten im KST als die der Dichtewerte im Computer-Tomogramm. Bei einem <u>Leberzellkarzinom</u> auf dem Boden einer Leberzirrhose wiederum fand sich eine sehr viel breitere Streuung der T1-Werte als bei den Leberzirrhosen selbst.

<u>Das Pankreas</u> grenzt sich nur selten so deutlich gegen seine Umgebung ab wie in unserer Darstellung (Abb. 5). Bei der <u>akut nekrotisierenden Pankreatitis</u> sind die Nekrosen des Pankreaskopfes in Mode 3 hell gegen die Leberhinterfläche abgesetzt (Abb. 6). Bei der <u>chronisch-kalzifizierenden Pankreatitis</u> waren auch massive Verkalkungen im KST nicht nachweisbar. <u>Pankreas-Pseudozysten</u> sind aufgrund ihres langen T1 in Mode 1 ohne Schwierigkeiten dunkel abgrenzbar (Abb. 7). Sie bleiben in Mode 4 dunkel. <u>Pankreaskarzinome</u> haben, wie Tumoren generell, ein längeres T1 als gesundes Gewebe. Sie sind besonders gut in Mode 4 dunkel abzugrenzen. In Mode 2 und 3 blieben sie bei uns dunkler als Pankreaszysten, was wir als ein gewisses Differentialdiagnostikum werten.

<u>Die Nieren</u> lassen normalerweise eine gute Differenzierung zwischen dunklerer Rinde mit längeren T1-Zeiten und hellerem, fettreicherem Mark mit kürzeren T1-Zeiten zu (Abb. 8). <u>Nierenzysten</u> zeigen das typische Zystenverhalten und stellen sich nach Mode 1 dunkel dar (Abb. 8). <u>Hypernephroide Karzinome</u> (Abb. 5) werden in Mode 4 gut dunkel abgrenzbar.

Ein hyperdenses Phäochromozytom war nur in Mode 4 dunkel abgrenzbar. Ein großes linksseitiges Conn-Adenom ließ sich sowohl in Mode 2 als auch in Mode 3 hell abgrenzen. In Mode 4 war der Tumor ebenfalls dunkel abgesetzt, zeigte also ähnliches Verhalten wie das Phäochromozytom.

Aortenaneurysmen werden durch das strömende Blut bei kurzem Tr dunkel dargestellt (Abb. 9). Bei langem Tr wird das Lumen inhomogen grau, was wir durch bestehende Strömungsinhomogenitäten erklären. Die Beckenregion ist ein dankbares Gebiet für die Kernspin-Tomographie. Die Beckenanatomie mit Symphyse, Blase, Rektum und vergrößerter Prostata ist deutlich nachzuvollziehen (Abb. 10). Bilaterale intrapelvine, die Blase komprimierende Lymphome sind klar zu identifizieren (Abb. 11).

Rückblick und Entwicklungsprognose:

Das erste Stadium der klinischen Erprobung mit vergleichenden Grautonschnittbildern ist überwunden. Mit errechneten T1- und T2-Bildern können Relaxationszeiten punktuell bestimmt werden. Die Aera der supraleitenden Magnetsysteme mit verbesserter Bildqualität hat auch im praktischen Einsatz schon begonnen. Topographischer Bezugspunkt quantitativer Messungen ist und wird auch weiterhin das Schnittbild der untersuchten Körperschicht bleiben. Die Antwort auf die Frage Zusatzinformation durch Kernspintomographie im Ganzkörperbereich ist gegenwärtig nur mit vorsichtigem Optimismus zu stellen und wird der Methode in ihren Anfängen sicher nicht gerecht.

Systematische Klinikerprobung im Aufwind der stürmischen technischen Entwicklung wird die Grenzen dieses vielversprechenden neuen
Verfahrens besser abstecken lassen.

Wir bedanken uns sehr bei Frl. Wölfel im Unternehmungsbereich
Medizinische Technik der Firma Siemens für die umfassende Unter-
stützung bei der Durchführung der Untersuchungen.

Literatur:

GANSSEN, A., LOEFFLER, W., OPPELT, A., SCHMIDT, F.: Kernspin-Tomo-
graphie. Computer-Tomographie 1 (1981),2 - 10
LOEFFLER, W., OPPELT, A.: Physical Principles of NMR-Tomography.
Europ. J. Radiol. 1 (1981), 338-344

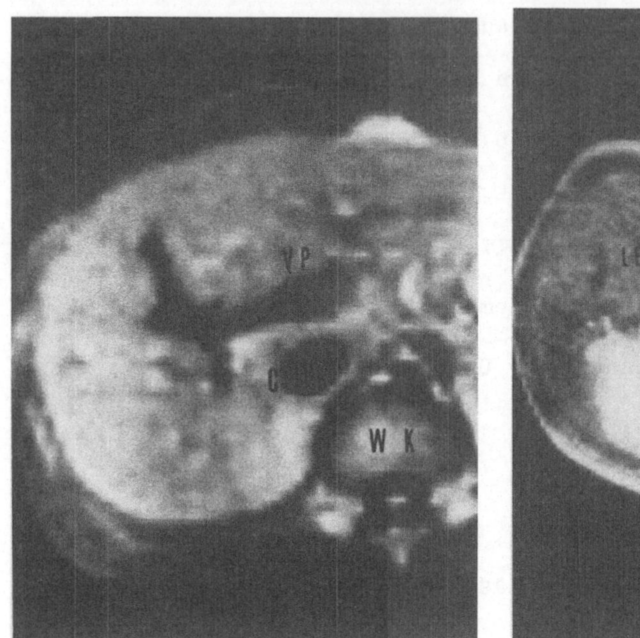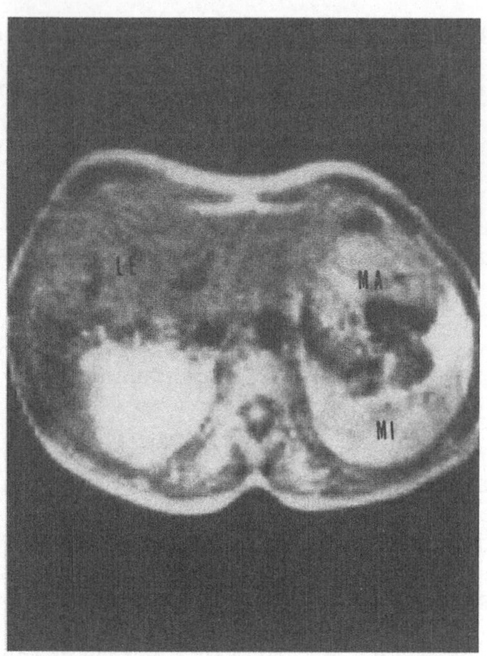

Abb. 1. Axiales Schnittbild der Leber,Vergrößerungsaufnahme (Mode 1) WK=Wirbelkörper, A=Aorta, C=Vena cava, VP=Vena portae

Abb. 2. Axiales Schnittbild der Leber (Mode 2). Großes kavernöses Hämangiom infradiaphragmal im rechten Lappen, hell dargestellt. LE=Leber, MA=Magen, MI=Milz

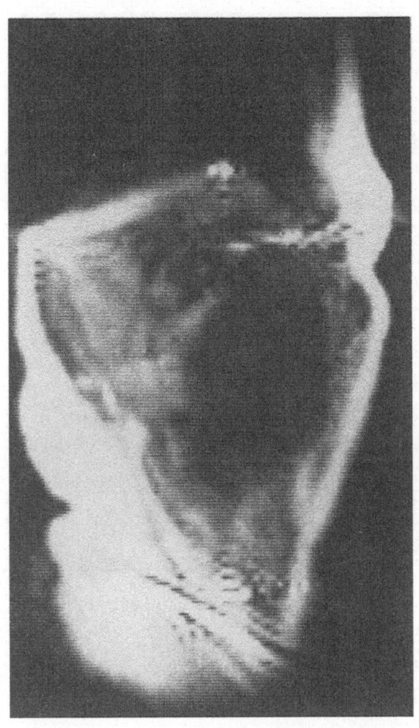

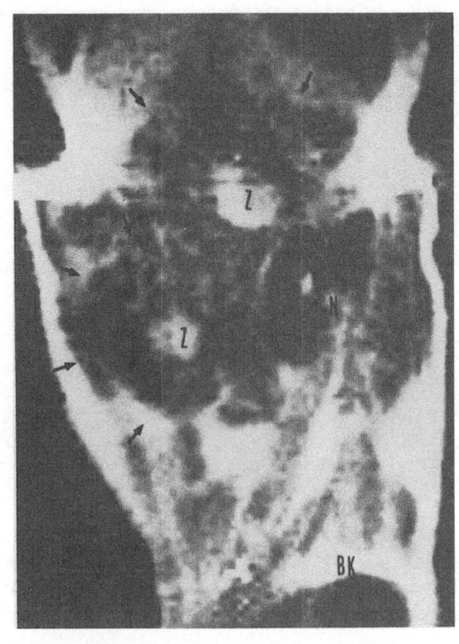

Abb. 3. Sagittales Schnittbild des rechten Ober- und Mittelbauches
(Mode 1): Riesige Zyste des Ductus choledochus (CH)

Abb. 4. Sagittales Schnittbild der Leber, inverses Dichtebild des
Inversion Recovery Mode: zwei große Lebermetastasen eines
Bronchialkarzinoms als Kokarde mit hellem Zentrum (Z) und
dunklerem Randsaum. N=rechte Niere, BK=Beckenkamm

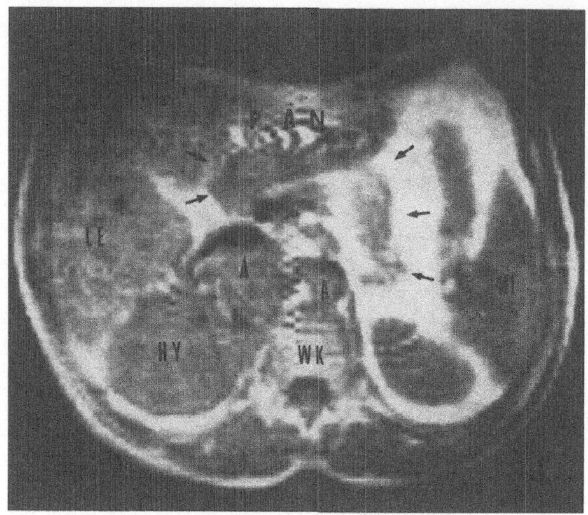
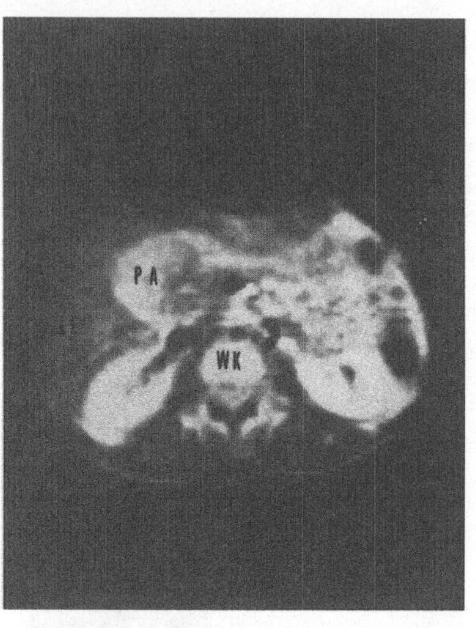

5 6

Abb. 5. Axiales Schnittbild des Pankreas (Mode 1).
LE=Leber, MI=Milz, WK=Wirbelkörper, A=Aorta, HY=Großes
Hypernephrom mit Impression der Vena cava von dorsal

Abb. 6. Axiales Schnittbild des Pankreas (Mode 3). Akute Pankreas-
kopfpankreatitis (PA) mit scharfer Demarkierung der Nekrosen zur
Leber (LE). WK=Wirbelkörper. Beide Nieren hell dargestellt.

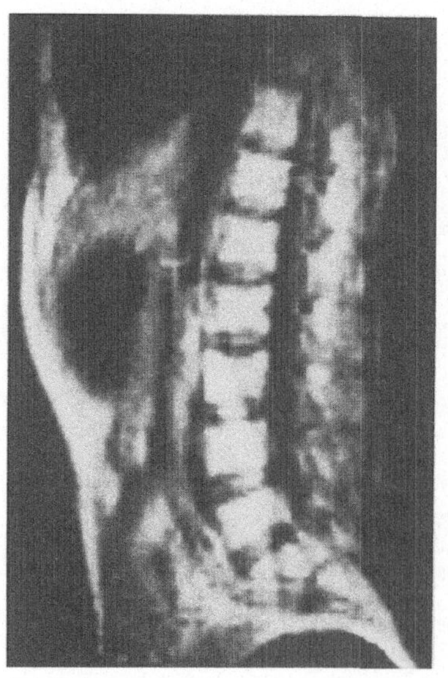
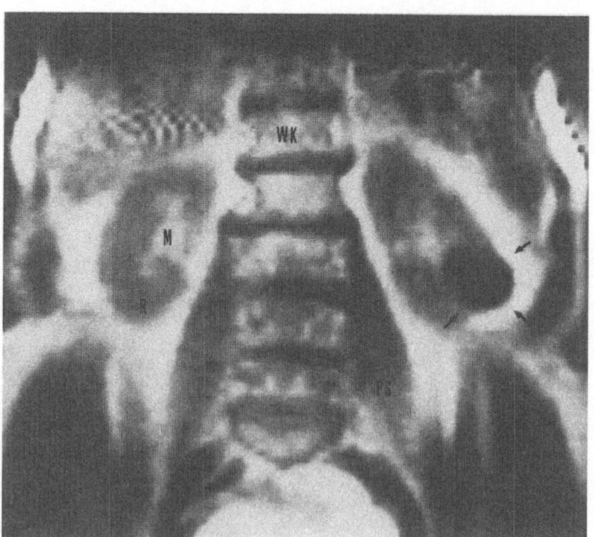

7 8

Abb. 7, 8. (Legende s. Seite 111)

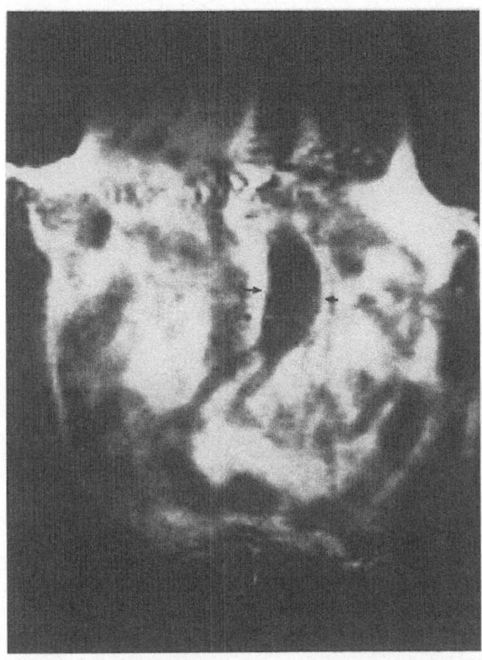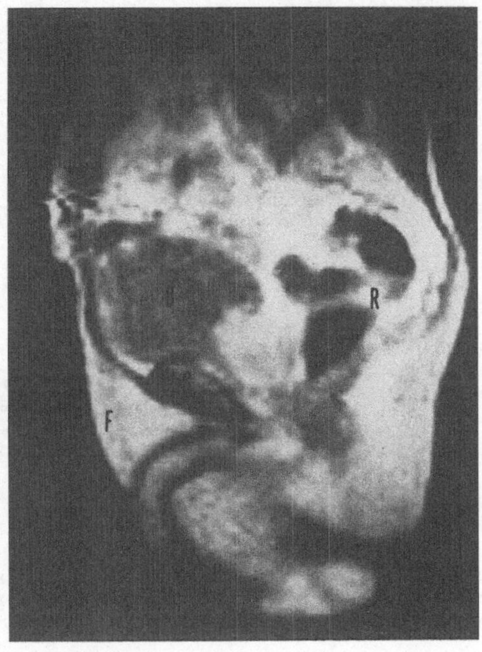

9
10

<u>Abb. 9.</u> Koronares Schnittbild durch ein spindeliges infrarenales
Aortenaneurysma (Mode 1). Aortenaneurysma (A) und Ae.
iliacae dunkel dargestellt

<u>Abb.10:</u> Medianer Sagittalschnitt durch das kleine Becken (Mode 2):
Zwischen Blase (B), Rektum (R) und Symphyse (S) hell die
hypertrophierte Prostata dargestellt. F=suprapubisches Fett

<u>Abb. 7.</u> Medianer Sagittalschnitt des Pankreaskopfes (Mode 1).
Prävertebrale Pseudozyste des Pankreaskopfes, dunkel dargestellt

<u>Abb. 8.</u> Koronares Schnittbild durch beide Nieren (Mode 1).
R=Nierenrinde, M=Nierenmark, WK=Wirbelkörper, PS=Psoas.
Kaudale Nierenzyste links

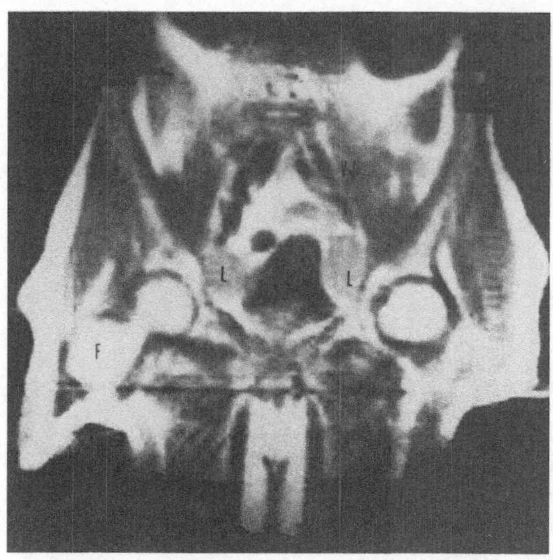

Abb.11. Koronarer Schnitt durch Blase und Hüftköpfe (Mode 1): intrapelvine Lymphome komprimieren die Harnblase (B). F=rechter
Femur, VI=Vasa iliaca

Erste Ergebnisse der Kernspin-Tomographie bei Gefäßerkrankungen

E. Zeitler, G. Schuierer, A. Oppelt, A. Ganssen

Es wird über unsere ersten Ergebnisse mit der Kernspin-Tomographie
(KST) im Bereich der Anatomie und Pathologie des Gefäßsystems
berichtet.

Die Möglichkeiten der quantitativen Kernspin-Tomographie (KST) zur
Flow-Messung bestehen entweder in der Messung des Kernresonanz-
signals bei sehr kurzem Meßmode zu unterschiedlichen Zeiten in
der gleichen Schicht oder durch simultane Messungen in mehreren
Schichten, bei denen das Ein- und Auswandern angeregter Protonen
Basis für die Bestimmung der zeitabhängigen Ortsänderung ist. Die
Ortsänderung der an die korpuskulären Elemente des fließenden
Blutes gebundenen Protonen führt bei freiem arteriellen Blutfluß
dazu, daß innerhalb der Meßzeit ein angeregtes Proton bereits die
Schichtebene verlassen hat. Dadurch ist die Erfassung eines posi-
tiven bildgebenden Signales verringert. Ein frei durchströmtes
arterielles Gefäß stellt sich daher im Negativkontrast als Aus-
sparung zwischen ortsfestem Gewebe dar. Da Gefäße sehr häufig von
Fett oder anderen Weichteilen umgeben sind, die ein relativ hohes
Kernresonanzsignal geben, stellen sich Arterien sowohl in Spin-
Echo-Technik als auch mit der Inversion-Recovery-Technik als
schwarze Aussparungen dar. Bei bekannter Anatomie ergibt sich daraus
die Möglichkeit, daß bei höherer Signalgebung im Bereich einer
Arterie ein Gefäßverschluß bzw. eine ortsständige Thrombose erkennbar wird. Bisher haben wir in mehreren Abschnitten des menschlichen
Körpers insbesondere arterielle Gefäße in axialen, sagittalen und
koronaren Kerspin-Tomogrammen differenzieren können und dabei den
Nachweis erbracht, daß diese arterielle Gefäßstrecke durchströmt
ist (Abb. 1). Unsere Ergebnisse können wie folgt zusammengefaßt
werden:

Normale Anatomie

Wir konnten bisher folgende frei durchströmte Arterien im Kernspin-
Tomogramm sichtbar machen:

a) intracerebral: die A. cerebri media, den Carotissyphon, die
   A. basilaris und als pathologischen Gefäßbefund intracerebrale
   Aneurysmen.
   Am Hals: die A. carotis communis, Carotisgabel mit A. carotis
   interna und externa sowie die A. vertebralis. Bei sagittaler
   KST ist die Carotisgabel in der gleichen Schichtebene wie der
   Nervus opticus zu lokalisieren.(Abb. 2).

b) im Thorax: die Aorta ascendens und descendens (Abb. 3), die
   A. pulmonalis sowie die Pulmonalarterien im Bereich der Lungen-
   wurzel beidseits.

c) im Abdomen und Becken: die Aorta abdominalis, A. coeliaca,
   A. mesenterica cranialis, die Arteriae iliacae und die A.
   femoralis communis.

d) am Bein: die A. femoralis superficialis und A. poplitea.

Pathologische Befunde

Sehr gut darstellbar sind Aneurysmen; durch Symmetrievergleich
Gefäßverschlüsse und am Hirn deren Folgen. Verlagerungen von
Gefäßen durch Raumforderungen sind in gleicher Weise nachweisbar
wie Gefäßkompressionen. Die thrombosierten Abschnitte innerhalb
von Aneurysmen lassen sich vom frei durchströmten Lumen deutlich
abgrenzen. Durch den Lipidgehalt in der Gefäßwand können Lipoidosen
und Atherome erfaßt werden. Dies gelingt besonders gut mittels
hochauflösenden Techniken mit superleitenden Magneten (1,7).

Im Medio-sagittal-Schnitt lassen sich sehr gut infrarenale abdo-
minale Aortenaneurysmen nachweisen. Man sieht (Abb. 4) sowohl die
Erweiterung der Aorta, eine mögliche Inzisur oder Knickbildung
sowie die partiell thrombosierten Abschnitte. In der Medio-sagittal-
Ebene sind in gleicher Weise gut dokumentierbar die Harnblase, die
Prostata oder der Uterus.

Bisher haben wir 6 infrarenale Aortenaneurysmen untersucht, die
nahezu in gleicher Weise morphologisch und topographisch-anatomisch
dokumentiert werden konnten wie mit einer abdominalen Aortographie.
Als Vorteil ist dabei sowohl die fehlende Invasivität als auch die
fehlende Strahlenbelastung anzusehen.

Im Vergleich zur Ultraschall-Diagnostik ist die KST natürlich
wesentlich teurer und als Suchverfahren nicht geeignet. Trotzdem
ist die Bildinterpretation im Rahmen der Differentialdiagnostik
abdominaler Raumforderungen wichtig.

Im Gegensatz zur Sonographie ist die Ausdehnung eines Aneurysmas
und dessen Bezug zu den aus der Aorta abgehenden Arterien, wie der
A. renalis und der A. iliaca communis leichter möglich. Während bei
sonographischem Verdacht auf ein Aneurysma gerade zur Beantwortung
dieser Frage noch eine Angiographie notwendig ist, könnte diese nach
KST wahrscheinlich dem Patienten erspart bleiben.

Thorax

Unsere Erfahrungen im Thorax sind noch gering. Von den 125 untersuchten Patienten entfiel die Mehrzahl der Untersuchungen auf pathologische Befunde im Bereich des Gehirns, des Gesichtsschädels und
des Abdomens. Die Untersuchungen wurden in der Mehrzahl der Fälle
mit einem Widerstandsmagneten von O.19 Tesla angefertigt. Es handelt
sich dabei um ein Labormodell der Firma Siemens, Erlangen. Vor diesem
Gerät haben wir Untersuchungen mit einem Kernspin-Tomographen mit
einem Magneten von O.12 Tesla ausführen können und seit kurzer Zeit
Untersuchungen mit einem Kernspin-Tomographen mit superleitendem
Magneten von O.38 Tesla.

Im Thorax zeigt eine geeignete Sagittal-KST sowohl die Aorta thora-
calis im ascendierenden und descendierenden Bereich. Eine axiale
Tomographie in Höhe der Bifurkation erlaubt die Differenzierung von

Aorta ascendens, descendens, der A. pulmonalis sowie der rechten
und linken Pulmonalarterie. Letzteres ist bei der Differentialdiagnose gegenüber Tumoren oder Lymphomen von besonderer Bedeutung.

Im sagittalen KST bei Untersuchung mit einem superleitenden Magneten
kann die Verlagerung der Aorta bei einem im vorderen Mediastinum
lokalisierten Non-Hodgkin-Lymphom dokumentiert werden (Abb. 3). Man
erkennt dabei nicht nur den Tumor im vorderen Mediastinum und die
Aorta sondern auch die vom Aortenbogen abgehenden Gefäße sowie die
nach dorsal verlagerte A. pulmonalis.

Am Herzen (Abb. 5) gelingt die Differenzierung der Vorhöfe und
Ventrikel. Die Beurteilung des Myokard, des Septums und Perikards
erfolgt im Gegensatz zur Röntgenuntersuchung ohne Kontrastmittel (2). Die Größenverhältnisse der einzelnen Herzhöhlen
können, wie am Beispiel von Mitralvitien gezeigt werden konnte,
gut beurteilt werden. Die KST kann damit zu einer Methode zur
exakten Volumenbestimmung der einzelnen Herzhöhlen weiter entwickelt
werden.

Weitergehende Informationen am Herzen lassen sich durch die An-
fertigung EKG-getriggerter Aufnahmen erzielen mit der Möglichkeit
zur Beurteilung der einzelnen Herzklappen, der Myokarddicke sowie
der Differenzierung von durchblutetem Myokard gegenüber Myokard-
narben. Aber bereits ohne EKG-Triggerung konnten wir z.B. einen
alten Myokardinfarkt und gesicherten Perikarderguß eindeutig
lokalisieren und in seiner Ausdehnung bestimmen. Tierexperimentelle
Untersuchungen im General Massachusetts Hospital, Boston/USA, (8)
haben gezeigt, daß auch die Erkennung von Ventrikelseptumdefekten
möglich ist.

Abdomen

Auch im Bauchraum haben wir vergleichende Untersuchungen zur
Computer-Tomographie ausgeführt. Die axiale KST dokumentiert
dabei sowohl Leber, Milz, Aorta, Vena cava als auch die A. coeliaca
und A. mesenterica superior in ihrer topographischen nachbarlichen
Beziehung in gleicher Weise wie den Hauptstamm der Vena porta und
Vena lienalis. Nieren und Nebennieren lassen sich in geeigneter
Schnittebene darstellen, ebenso wie A. und V. renalis. Innerhalb
der Niere läßt sich das Nierenbecken abgrenzen, und es besteht der
Eindruck, daß auch eine Differenzierung von Nebennierenrinde und
-mark möglich ist. Die Nebenniere wird besonders durch das reich-
liche Fettgewebe in der Umgebung deutlich abgegrenzt. Innerhalb
der Leber und in der Nachbarschaft des Zwerchfells sind Bewegungs-
artefakte am ehesten nachweisbar, während diese im Bereich der
Nieren und der Beckenorgane bisher kaum beobachtet wurden.

Als Beispiel von Gefäßverlagerungen sei die Kompression der A.
mesenterica superior und Aorta durch einen großen gekammerten
Tumor dargestellt (Abb. 6). Es handelte sich dabei um eine gekammerte
Mesenterialzyste mit Einblutung. Innerhalb der Leber lassen sich
Metastasen unterschiedlicher Größe und Primärtumoren nachweisen.
Die Differentialdiagnose zwischen Metastase und malignem Tumor auf
der einen Seite gegenüber Angiomen in der Leber ist durch die
Bestimmung der Relaxationszeiten möglich. Die Ergebnisse aus dem
Hammersmith Hospital, London (9), an einem Kollektiv von Patienten
mit unterschiedlicher Pathologie der Leber lassen die längere
Relaxationszeit T1 bei malignen Veränderungen gegenüber anderen
pathologischen Zuständen einschließlich Hämangiomen erkennen.

Becken

Im Bereich des Beckens sind die vaskulären Strukturen in ihrer
symmetrischen Anordnung erkennbar. Am Seitenvergleich kann man
nachweisen, ob in einer Beckenarterie eine Beeinträchtigung der
freien Durchströmung vorliegt oder nicht. In der Leiste sind A.
und V. femoralis nebeneinander zu lokalisieren. Fehlt diese auf
einer Seite, so kann daraus die Annahme eines Gefäßverschlusses
abgeleitet werden. Bei Aneurysmen ist die Differenzierung in frei
durchblutete und thrombosierte Abschnitte möglich (Abb. 7).

Extremitäten

Im Bereich der Extremitäten können sowohl die A. femoralis superficialis als auch die A. poplitea in axialer, koronarer und
sagittaler KST in gleicher Weise wie die Kreuzbänder dargestellt
werden (11,12). Bei pathologischen Zuständen der Knieregion kann
dies für die Differentialdiagnose Zyste Aneurysma, Erguß -
Tumor von Bedeutung sein.

Mit der Möglichkeit, die Relaxationszeiten T1 und T2 quantitativ
zu bestimmen, haben wir erste Versuche unternommen, um Stoff-
wechselveränderungen im Skelett- und Herzmuskel zu erfassen (6).

Zu diesem Zweck haben wir zunächst axiale Kernspin-Tomogramme
beider Unterschenkel bzw. des Herzens mit drei unterschiedlichen
Meßmodes ausgeführt. Diese sind Grundlage für die Bestimmung der
T1- und T2-Zeit. Danach erfolgte eine ischämische Belastung auf
dem Laufband-Ergometer. Beim Studium der Beinmuskulatur wird dem
Patienten eine arterielle Sperre am Oberschenkel angelegt, und er
muß danach bei definierter Geschwindigkeit bis zum Auftreten des
Ischämieschmerzes laufen. Bei fehlendem Ischämieschmerz erfolgt
diese Belastung drei Minuten. Danach werden - wie vor der Belastung -
die drei Kernspin-Tomogramme in gleicher Höhe mit denselben Meßmodes angefertigt und die Relaxationszeiten T1 und T2 bestimmt.

Abb. 8 demonstriert die axiale Kernspin-Tomographie der Unterschenkel bei einem Patienten, der eine 90%ige Stenose der rechten
A. femoralis communis hat und der an einer hochgradigen Claudicatio
intermittens leidet. Nach ischämischer Belastung auf dem Laufband-
Ergometer mit arterieller Sperre am Oberschenkel erkennt man einen
deutlichen Unterschied der Relaxationszeiten T1 in der Wadenmusku-
latur des erkrankten und gesunden Beines. Sie beträgt auf der
gesunden Seite 545 und auf der kranken Seite 390 ms.

Dieser Seitenunterschied deutet an, daß die Veränderungen der
Protonenkonzentration und -bindung bei arterieller Ischämie auf der
erkrankten Seite deutlich nachweisbar ist. An 6 Probanden haben wir
bisher 7 gesunde und 5 pathologische Beine untersucht. Die Relaxationszeit T1 war dabei nach ischämischer Belastung im Vergleich zur
gesunden Seite verändert; während die Relaxationszeit T2 keinen
signifikanten Unterschied erkennen ließ.

Ob diese Änderung auf die Ischämie im Sinne des Sauerstoffmangels,
auf ein höheres venöses Blutvolumen durch die arterielle Sperre
oder durch aufgetretene Stoffwechselprodukte des Laktat-Pyruvat-
Stoffwechsels zurückzuführen sind, ist noch völlig unklar.

Erste Untersuchungen nach Belastung auf dem Laufband-Ergometer
zeigen bei einem Vergleich der T1-Relaxationszeit Unterschiede
eines Trainingseffektes, die weitere Studien erforderlich machen.

Nachweis von Folgen gestörter arterieller Durchblutung

Wesentliche Folgen arterieller Durchblutungsstörungen sind die ischämische Nekrose und die postokklusive Ischämie. Diese kann mit der KST sowohl im Bereich des Hirns, des Herzens, sicher aber auch im Bereich der Lunge und den Extremitäten nachgewiesen werden. Die bisherigen eigenen Untersuchungen zeigen insbesondere den Vorteil der Dokumentation eines ischämischen Hirninfarktes sowohl im Groß- als auch im Kleinhirn an (Abb. 9). Dabei ist mit unterschiedlichem Meßmode sowohl in axialer, koronarer als auch sagittaler Schnittführung nicht nur die Ausdehnung des Insultes in allen drei Ebenen sondern auch die Differenzierung von Infarkt und Ödem möglich. Bei der Erkennung von Veränderungen im Kleinhirn ist das Fehlen von Artefakten ein besonderer Vorteil.

Die bildliche Differenzierung des ischämischen Hirninfarktes von einer intracerebralen Blutung und einem intracerebralen Tumor ist durch den Einsatz der Spin-Echo-Technik mit unterschiedlichem Interpulse-Delay (10) und der Inversion-Recovery-Technik sowie der quantitativen Bestimmung der Relaxationszeiten T1 und T2 möglich.

Abschließend möchte ich festhalten, daß die Gefäßdiagnostik sicher in den nächsten Jahren noch nicht die Hauptaufgabe der Kernspin-Tomographie ist. Aber die differenzierte Erfassung der Gefäß-pathologie ist in wesentlichen Teilen aller Untersuchungen bei der Differentialdiagnostik zu berücksichtigen. Wesentliche Möglich-keiten für zukünftige Entwicklungen bieten sich bei der Flußanalyse in cm/Sek., bei der Beurteilung ischämischer Gewebe im Hirn, Herz und anderen Körperregionen sowie beim Nachweis von Aneurysmen an. Die Änderung der Relaxationszeiten T1 und T2 in Abhängigkeit von verschiedenen Funktionsstadien der einzelnen Körperregionen eröff-net neben den Möglichkeiten einer optimalen, bildlichen, topo-graphisch-pathologischen Anatomie die neue Dimension einer karto-graphischen Erfassung der Änderungen im lokalen Wasserhaushalt der Gewebe, womit biochemische Vorgänge bildlich darstellbar werden.

References

1. Alfidi RJ, Haaga JR, El Yousef SJ. Preliminary experimental Results in Humans and Animals with a Superconducting, Whole-Body, Nuclear Magnetic Resonance Scanner. Radiology 143 (1982) 175-181
2. Brady ThJ, Goldman MR, Pykett IL. Proton Nuclear Magnetic Resonance Imaging of Regionally Ischemic Canine Hearts: Effect of Paramagnetic Proton Signal Enhancement. Radiology 144 (1982 343-347
3. Buonanno FS, Pykett IL. Cranial anatomy and detection of ischemic stroke in the cat by nuclear magnetic resonance imaging. Radiology 143 (1982) 187-193
4. Crooks LE, Mills CM, Davis PL. Visualization of Cerebral and Vascular Abnormalities by NMR Imaging: The Effects of Imaging Parameters on Contrast. Radiology 141 (1982) 843-852
5. Crooks LE, Arakawa M, Hoenninger J. Nuclear Magnetic Resonance Whole-Body Imager Operating at 3.5 K Gauss. Radiology 143 (1982) 169-174
6. David E, Ganssen A, Zeitler E. Contrast in NMR Imaging by oxygenation and circulation. World Congress on Medical Physics and Biomedical Engineering. Hamburg 1982

7. Davis PL, Crooks LE, Kaufman L, Margulis A. NMR Imaging in Vivo
   in Animals. 1st Annual Meeting Society of Magnetic Resonance
   in Medicine, Boston/USA, 1982
8. Heneghan MA, Biancaniello ThM, Heidelberger E. Nuclear Magnetic
   Resonance Zeugmatographic Imaging of the Heart: Application to
   the Study of Ventricular Systol Defect. Radiology 143 (1982)
   183-186
9. Smith FW, Mallard JR, Reid A, Hutchison JMS. Nuclear Magnetic
   resonance tomographic imaging in liver disease. Lancet 1981; 1:
   963-966
10. Schuierer G, Oppelt A, Zeitler E. Influence of Different
    Exposure Parameters on the Contrast of NMR Images and the
    Detectability of Normal and Pathological Anatomic Structures
    in NMR Imaging. 68th RSNA Meeting, Chicago/USA, 1982
11. Zeitler E, Ganssen A. Erste Klinische Erfahrungen mit der Kern-
    spintomographie (KST). Fortschr. Röntgenstr. 135 (1981) 517-523
12. Zeitler E, Schuierer G. NMR Clinical Results. In: Nuclear
    Magnetic Resonance (NMR) Imaging, Hrsg. CL Partain, AE James,
    FD Rollo, RR Price, WB Saunders Publishers, Philadelphia/USA
    1982

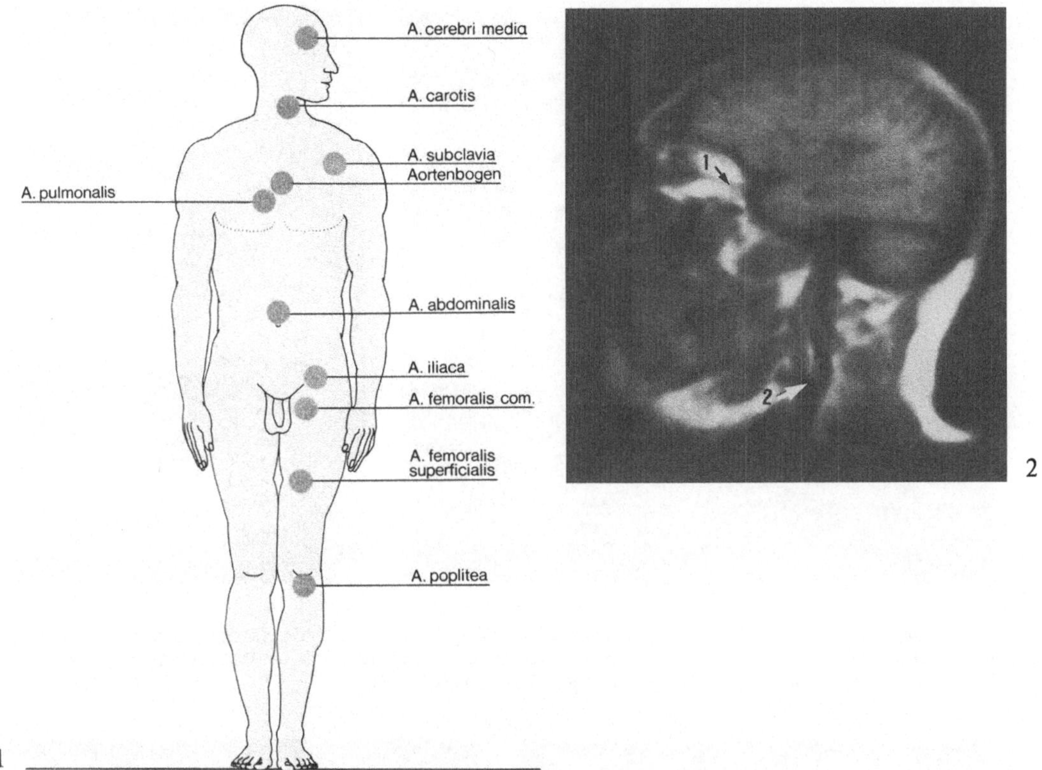

<u>Abb. 1.</u> Skizze mit Dokumentation der bildlich erfaßten Gefäße im KST

<u>Abb. 2.</u> Sagittales KST von Gesichts-und Hirnschädel mit Augapfel und N. opticus (1), Gehirn mit Temporallappen und Insel sowie Hals mit A. carotis communis, Carotisgabel (2) und A. carotis interna

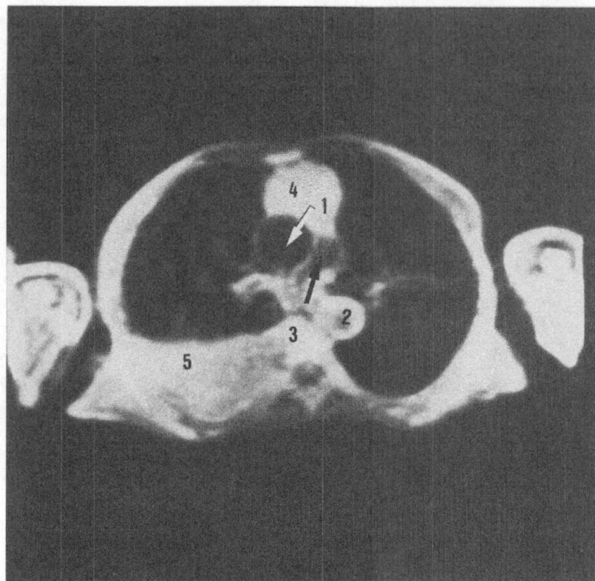 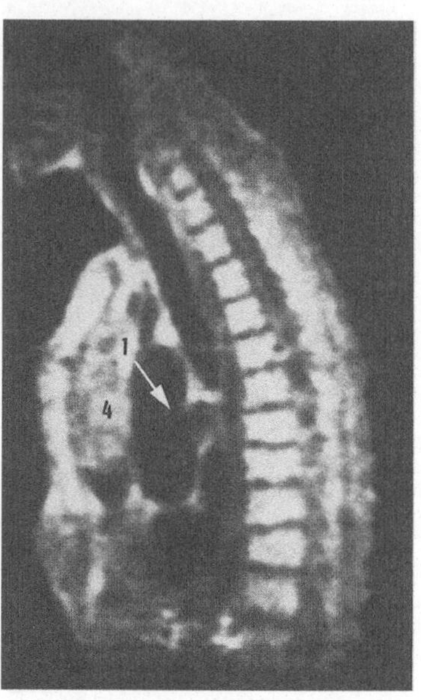

a

b

<u>Abb. 3 a, b.</u> <u>a</u> axiales und <u>(b)</u> sagittales KST des Thorax mit Darstellung von Aorta
ascendens (1), descendens (2) und A. pulmonalis (3) bei einem Patienten mit Non-
Hodgkin-Lymphom (4) und rechtsseitigem Pleuraerguß (5).

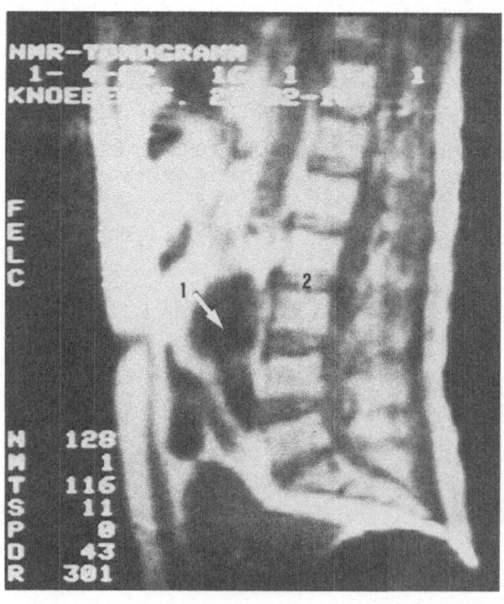 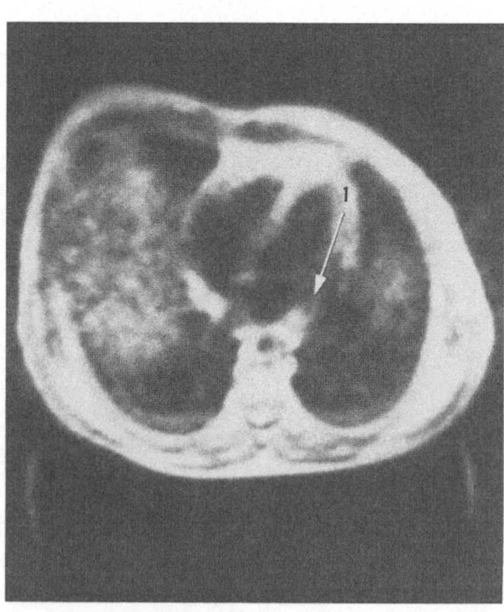

4

5

<u>Abb. 4.</u> Sagittales KST eines infrarenalen abdominalen Aortenaneurysmas (1); Wir-
belkörper und Disci intervertebrales (2) sind gut differenzierbar

<u>Abb. 5.</u> Axiales KST des Herzens mit Zustand nach dorso-lateralem Myokardinfarkt (1).
Linker und rechter Ventrikel sind deutlich vom Septum interventriculare getrennt.
Die fehlende Signaldichte deutet auf das Fehlen von Protonen im Narbenbereich des
Infarktes hin

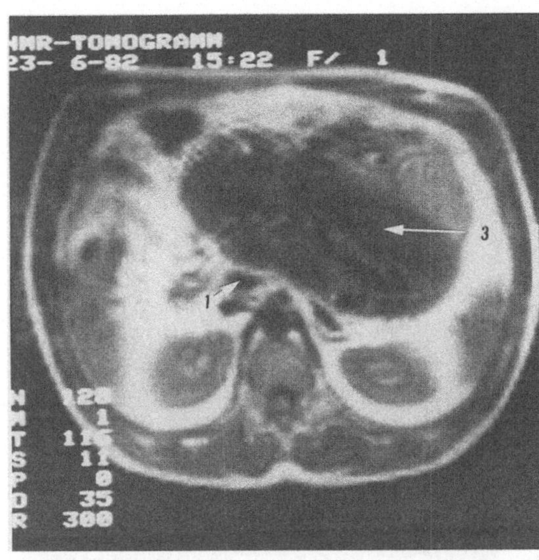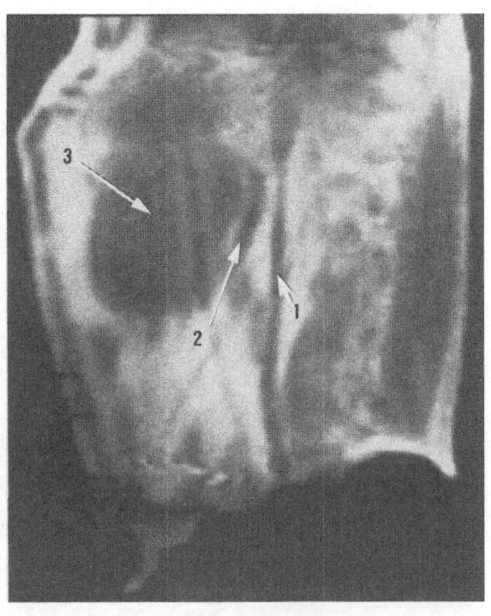

Abb. 6 a, b. a axiales und (b) sagittales KST des Abdomens mit Kompression von
Aorta (1) und Verlegung der A. mesenterica cranialis (2) bei gekammerter
Mesenterialzyste (3)

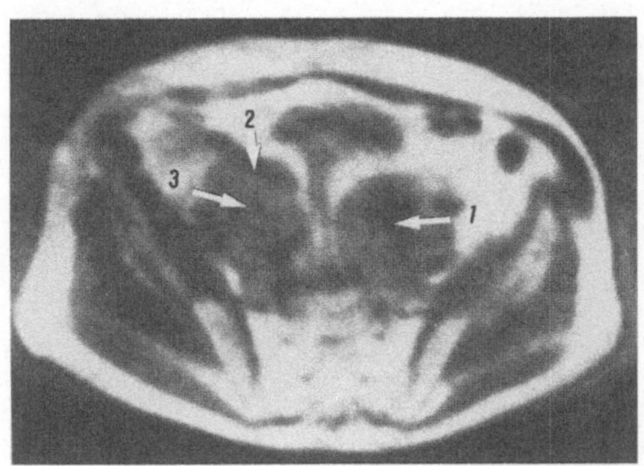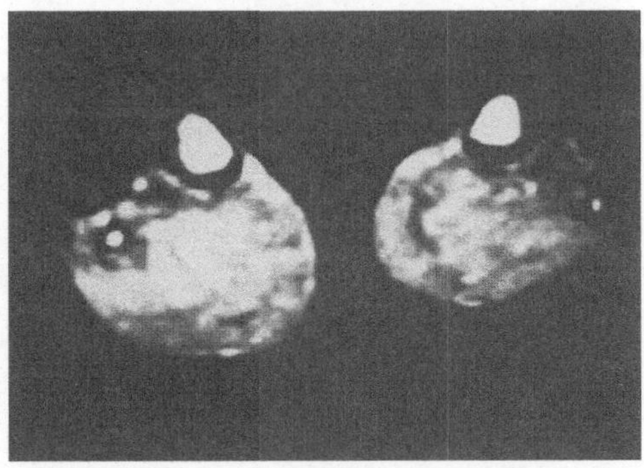

Abb. 7. Axiales KST des Beckens bei partiell thrombosiertem Aneurysma links (1)
und Verlagerung der A. iliaca (2) durch Lymphknotenmetastasen eines Rectum-
karzinoms (3)

Abb. 8. Axiales KST beider Unterschenkel. Errechnetes T1-Bild aus 2 Messungen
mit deutlichem Seitenunterschied

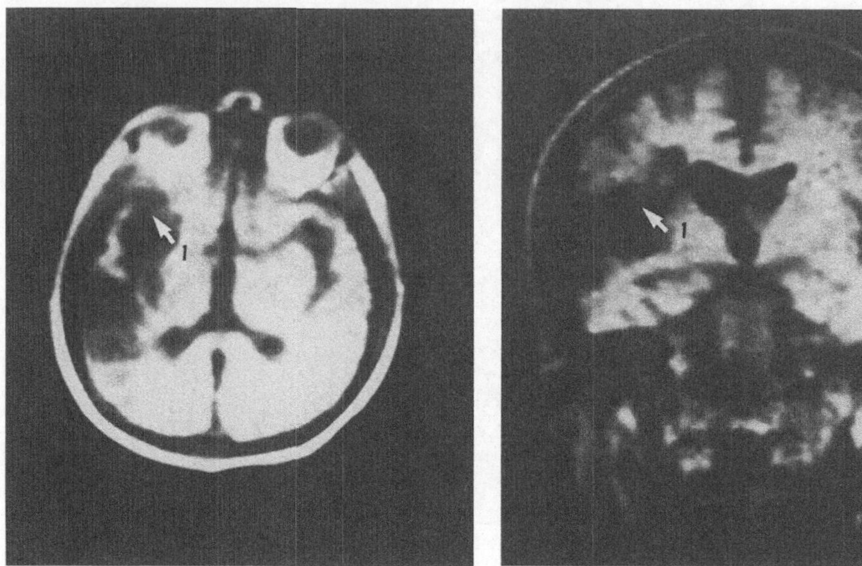

<u>Abb. 9 a, b.</u> <u>a</u> axiales und <u>(b)</u> koronares KST bei einem Patienten 3 Wochen nach ischämischem linkshirnigem Hirninfarkt (1) im Media-Versorgungsbereich

Ansatzmöglichkeiten für Kontrastmittelanwendungen in der Kernspin-Tomographie

H. P. Niendorf, H. J. Weinmann

Die heutige bildgebende Kernspintomographie (KST) registriert den
Zustand ausschließlich von Wasserstoffprotonen. Die das Bild bestim-
menden Parameter sind die Protonendichte, deren Relaxationszeiten T1
und T2 sowie die Geschwindigkeit der durch das Meßfeld wandernden Protonen. Durch rechnergestützte Weiterverarbeitung der gespeicherten Meß-
daten kann die bildliche Darstellung variiert und eine Fülle von Informationen anschaulich gemacht werden.

Trotz dieser Vielzahl von Meß- und Auswerteverfahren gaben im Ratten-
modell gemessene T1- und T2-Werte einen ersten Hinweis darauf, daß
der Einsatz von Kontrastmitteln in der Kernspintomographie als weitere
Möglichkeit der Bildbeeinflussung sinnvoll und angezeigt sein kann.
DAVIS, CROOKS und Mitarbeiter (1) zeigten, daß die Relaxationszeit
für verschiedene Tumoren, Abszesse und Hämatome in unterschiedlichen
Geweben, vorzugsweise der Leber und der Mamma, Überlappungen aufweisen.
Diese Überschneidungen finden sich bei Tumoren mit anderen pathologischen Prozessen einerseits, aber auch mit gesundem Gewebe andererseits.

Von MALLARD und Mitarbeitern (2) wurden erste systematische in vivo-
Messungen von T1 beim Menschen durchgeführt. Der Lebernormalbereich
für T1, gemessen bei 1,7 MHz, wird von ihnen mit 140 - 170 ms angegeben. Die unter den gleichen Bedingungen ermittelten T1-Werte für verschiedene pathologische Leberprozesse liegen alle - zum Teil sehr deutlich - über diesem Normwert. Die pathologischen T1-Werte überschneiden
sich allerdings teilweise erheblich, was eine verläßliche artdiagnostische Zuordnung allein aufgrund der gemessenen Relaxationszeit T1
praktisch unmöglich macht (Tabelle 1).

T a b e l l e   1.   T1-Werte der Leber bei 1,7 MHz (nach MALLARD und
Mitarb.)

Normalwert	140	-	170 ms
chron. aktive Hepatitis	170	-	180 ms
Zirrhose	180	-	300 ms
sekundäre Tumoren	280	-	450 ms
Hepatom	300	-	450 ms
Cholangiocarcinom	200	-	350 ms
Hämangiom	350	-	370 ms
seröse Cyste	800	-	1000 ms
Aszites	700	-	1000 ms

Nach HUK und Mitarbeitern (3) gilt dies auch für intrazerebrale pathologische Prozesse. Die zu messenden T1-Werte erlauben zwar eine deutliche Abgrenzung normalen Gewebes gegenüber pathologischem Hirngewebe,
jedoch ist wie in der Röntgencomputertomographie die Artdiagnose der
einzelnen Tumoren und ihre Abgrenzung gegenüber Gewebsläsionen anderer
Genese, z. B. Abszessen, schwierig bzw. unmöglich. WEINSTEIN und Mitarbeiter (4) kommen aufgrund einer klinischen Studie zu dem Schluß,
daß die unbeeinflußte T1-Messung allein wohl nicht genügend spezifisch
sein wird, um Tumoren von anderen Hirnläsionen zu unterscheiden. Von
MALLARD und Mitarbeitern systematisch gemessene T1-Werte des Gehirns
und seiner pathologischen Veränderungen bestätigen dies (Tabelle 2).

T a b e l l e   2. T1-Werte des Gehirns bei 1,7 MHz (nach MALLARD
und Mitarb.)

```
Großhirn: Graue Substanz  275  ms
          Weiße Substanz  225  ms
Kleinhirn:                230  -   280  ms

Liquor                    350  -  1000  ms
Blut                      340  -   370  ms
Oedem                     360  -   420  ms
Hämatom                   400  -   450  ms
Infarkt                   320  -   375  ms

Gliom                     200  -   350  ms
Meningeom                 200  -   350  ms
Metastasen                200  -   350  ms
```

Von KEAN, WORTHINGTON und Mitarbeitern wird in einer klinischen Studie
darauf hingewiesen, daß bei der Darstellung des Kniegelenks die Menisci
sich nicht getrennt von der Synovialflüssigkeit darstellen ließen (5).

Die in Tierexperimenten gemachten Erfahrungen werden somit durch systematische in vivo-Messungen von T1 sowie erste klinische Ergebnisse bestätigt und der Nutzen von Kontrastmitteln in der Kernspintomographie
betont. Auf der Suche nach geeigneten Kontrastmitteln wurden verschiedene Substanzen vorgeschlagen (Tabelle 3), deren Einsatz jedoch nur
dann sinnvoll ist, wenn sie nach Applikation selektiv in definierten
Kompartimenten nachweisbar sind.

T a b e l l e   3. Kontrastmittel in der Kernspintomographie

A Unmittelbar nachweisbare Kontrastmittel

   Fluor
   Phosphor
   Natrium

B Mittelbar nachweisbare Kontrastmittel

   1. Protonendichte beeinflussende Substanzen

      Lipide
      Deuterium u. a.

   2. Relaxationszeit beeinflussende Substanzen

      Stabile Freie Radikale (NSFR)
      Paramagnetische Ionen

Häufig werden Atome diskutiert, die einen dem Wasserstoff etwa vergleichbaren Kernspin aufweisen. Zu diesen gehört in erster Linie das Fluoratom. Um dieses Atom direkt messen zu können, müßten allerdings nicht praktikable Mengen verabreicht werden. Die Applikation von Lipiden erhöht einerseits die Protonendichte und verkürzt andererseits aufgrund der besonderen chemischen Bindung der Wasserstoffprotonen in den Fetten den gemessenen Durchschnittswert für die Relaxationszeit T1. Beide Mechanismen dienen der Signalintensitätserhöhung. Durch die Applikation von Deuterium würde aufgrund der einfachen Verdrängung der Wasserstoffprotonen eine Signalintensitätsverminderung erzielt werden. Am interessantesten ist es sicher, paramagnetische Substanzen als potentielle Kontrastmittel für die Kernspintomographie näher zu betrachten. Im Gegensatz zu den Röntgenkontrastmitteln werden diese Substanzen nicht direkt gemessen, sondern ihr Einfluß auf die zu messenden Wasserstoffprotonen.

Gemeinsam ist den paramagnetischen Substanzen, daß sie ein oder mehrere ungepaarte Elektronen besitzen. Wenn der Spin eines Elektrons nicht durch den entgegengesetzten Spin eines anderen Elektrons aufgehoben wird (Elektronenspin), so wird ein paramagnetischer Effekt erzielt. Damit besitzt die Substanz ein magnetisches Moment, welches etwa um den Faktor 1.000 stärker ist als das des Protons des Wasserstoffkerns. Bringt man nun paramagnetische Ionen (Elektronenspin) in die Nähe von Wasserstoffprotonen (Kernspin), so wird die Abgabe der durch den Hochfrequenzimpuls aufgenommenen Energie durch die intensiveren fluktuierenden elektromagnetischen Felder induziert. Die daraus resultierende verkürzte Relaxationszeit T1 des Protons erhöht letztlich die Intensität der pro Zeiteinheit zu empfangenden Kernresonanzsignale. Zur Erzielung dieses Effektes wurden vor allem Metallionen wie Nickel, Eisen, Mangan und Gadolinium vorgeschlagen (MENDONÇA DIAS (6), CAILLÉ (7) u. a.). Von BRASCH und Mitarbeitern (8) wurden die stabilen freien Radikale (NSFR) als paramagnetische Substanzen vorgestellt.
Die Dosiswirkungsbeziehung paramagnetischer Substanzen in wässriger Lösung ist nicht zuletzt auch in Abhängigkeit von den vorhandenen meßtechnischen Gegebenheiten schwierig zu beschreiben. Im Gegensatz zu den bekannten Röntgenkontrastmitteln ist die Dosiswirkungsbeziehung nicht linear. Zur Erzielung eines Maximums an Signalintensität ist nicht etwa ein Maximum an Substanz, sondern eine zu ermittelnde optimale Konzentration bzw. Dosis notwendig (Figur 1).

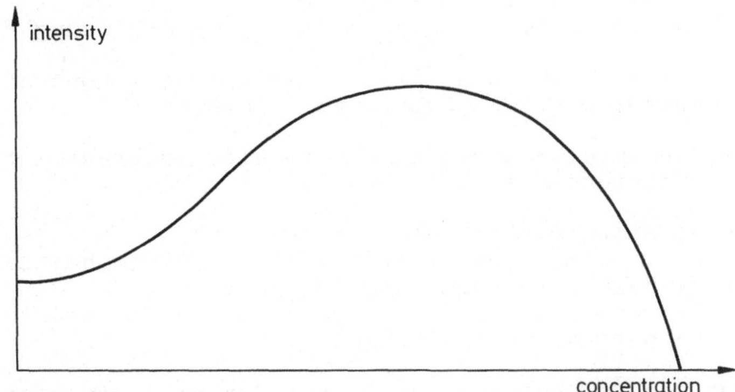

Figur 1. Dosiswirkungskurve paramagnetischer Substanzen. Einfluß der paramagnetischen Substanz auf die Signalintensität in der KST

Grundsätzlich gilt in der Kernspintomographie wie auch in der Röntgen-
computertomographie, daß durch die erzielte Kontrastverbesserung auch
die Ortsauflösung des Meßsystems verbessert werden kann.

Ein weiterer bei diesen Überlegungen und letztlich auch bei der Bildinterpretation neben der Protonendichte und den Relaxationszeiten zu
berücksichtigender Faktor ist die Geschwindigkeit, mit der sich die
angeregten, das spezifische Signal emittierenden Protonen durch das
Meßfeld hindurch bewegen.

Im Tierexperiment konnten bereits erste ermutigende Ergebnisse mit
dem Einsatz von Kontrastmitteln in der Kernspintomographie erarbeitet
werden. MENDONÇA DIAS und Mitarbeiter (9) haben am isolierten Hunde-
herzen gezeigt, daß erst nach i.v.-Applikation von Manganchlorid
ischämische Zonen als Korrelat eines induzierten akuten Myokardin-
farktes deutlich von gesundem Myokard unterscheidbar und in größerer
Ausdehnung erkennbar waren. BRASCH und Mitarbeiter (8) haben gezeigt,
daß nach i.v.-Applikation von glomerulär filtrierten stabilen freien
Radikalen eine zumindest orientierende Aussage über die Nierenfunktion
gemacht werden kann, was allein aus dem Nativscan praktisch nicht möglich ist (Abb. 1a und Abb. 1b).

Ein experimentell gesetzter Abszess im Hirn eines Hundes war trotz
Einsatz unterschiedlicher Meßmodi im Nativscan ebenso wenig erkennbar
wie eine strahleninduzierte Nekrose.
Nach i.v.-Applikation der von BRASCH (10) vorgeschlagenen stabilen
freien Radikale waren beide Läsionen (Abb. 2 und Abb. 3) gut nachweisbar. Die orale Applikation einer wässrigen Lösung einer paramagnetischen Substanz zur Markierung des Gastrointestinaltraktes, der im
Nativscan signallos bzw. in Abhängigkeit vom Inhalt signalarm ist,
wird diskutiert (11).

Zusammenfassend ist also folgendes festzuhalten:

1.) Die mit der Applikation von Kontrastmittel in der Kernspintomo-
    graphie verfolgten Ziele sind

    a) die Abgrenzung gesunden Gewebes von pathologisch verändertem
       Gewebe;
    b) die nähere Charakterisierung des pathologischen Gewebes, also
       die Artdiagnose;
    c) die Verbesserung der örtlichen Auflösung durch Kontrastanhebung.

2.) Zur Erreichung dieses Zieles sind als Kontrastmittel insbesondere
    paramagnetische Substanzen geeignet.

3.) Die Anforderungen an ein ideales Kontrastmittel für die Kernspin-
    tomographie sind folgende:

    a) Starker bildbeeinflussender Effekt;
    b) niedrige Toxizität bzw. hoher Sicherheitsabstand;
    c) rasche Ausscheidung;
    d) chemische, d. h. pharmazeutisch akzeptable Stabilität;
    e) gute Wasserlöslichkeit.

Wenn ein solches Kontrastmittel für die Kernspintomographie nach seiner
laborchemischen Charakterisierung und nach erfolgreicher Absolvierung
der tierexperimentellen Untersuchungen dann erstmals auch zur Anwendung am Menschen kommt und in der Folge als geeignet für die Anwendung

am Menschen beurteilt wird, so sind vor seiner Anwendung in der klinischen Routine doch noch eine Vielzahl von Problemen zu lösen, von denen zum Schluß drei stichpunktartig erwähnt werden sollen:

a) Dosisfindung für den Nachweis verschiedener pathologischer Prozesse;
b) Festlegung des optimalen Scanzeitpunktes;
c) Bestimmung der optimalen Meßmodi nach Gabe von Kontrastmitteln.

<u>Literaturverzeichnis</u>

1. DAVIS PL, CROOKS LE, KAUFMAN L, HERFKENS R, MARGULIS AR (1982) NMR Imaging in vivo in Animals. First Ann. Meet., Soc. of Magn. Res. in Med., Aug 16-18, 1982, Boston, Mass.
2. MALLARD JR (1982) NMR-Future Developments, Int. Symp., DEPT. RAD: Univ. of Calif., Oct 22-24, 1982, San Francisco, Cal.
3. HUK W, persönliche Mitteilung
4. WEINSTEIN MA, MODIC MT, STARNES DL, PAVLICEK W, GALLAGHER J, DUCHESNEAU PM (1982) NMR-Comparison of Inversion Recovery, Saturation Recovery, and Usefulness of T-1 Measurements of the Brain in Tumors. First Ann. Meet., Soc. of Magn. Res. in Med., Aug. 16-18, 1982, Boston, Mass.
5. KEAN DM, WORTHINGTON BS, PRESTON BJ, ROEBUCK EJ, McKIM THOMAS HJ, HAWKES RC, HOLLAND GN, MOORE WS (1982) Clinical Potential of Nuclear Magnetic Imaging in the Region of the Knee. First Ann. Meet., Soc. of Magn. Res. in Med., Aug 16-18, 1982, Boston, Mass.
6. MENDONÇA DIAS MH, LAUTERBUR PC, BROWN Jr EJ (1982) The Use of Paramagnetic Contrast Agents in NMR Imaging II. First Ann. Meet., Soc. of Magn. Res. in Med., Aug 16-18, 1982, Boston, Mass.
7. CAILLE JM, LEMANCEAU P,BONNEMAIN B (1982) Les Produits de Contraste en Resonance Magnetic Nucleaire. XII Symposium Neuroradiologicum, Oct 10-16, 1982, Washington D.C.
8. BRASCH RC, NITECKI DE, LONDON D, TOZER TN, DOEMENY J, TUCK LD, WOLFF S (1982) Evaluation of Nitroxide Stable Free Radicals for Contrast Enhancement in NMR Imaging. First Ann. Meet., Soc. of Magn. Res in Med., Aug 16-18, 1982, Boston, Mass.
9. MENDONÇA DIAS MH, LAUTERBUR PC, RUDIN MA (1982) The Use of Paramagnetic Contrast Agents in NMR Imaging I: Preliminary in vitro Studies. First Ann. Meet., Soc. of Magn. Res. in Med., Aug. 16-18, 1982, Boston, Mass.
10. BRASCH RC, NITECKI DE, TOZER TN, LONDON D, BRANT-ZAWADSKI M, ENZMANN D, DOEMENY J, WOLFF S, WILLIAMS R, CROOKS LE (1982) A New NMR Contrast Agent: Nitroxide Stable Free Radicals. 68th Scient. Ass. and Ann. Meet. of the RSNA, Nov 28-De 3, 1982, Chicago, Ill.
11. RUNGE VM, STEWART RG, CLANTON JA, JAMES Jr AE, PARTAIN CL (1982) Paramagnetic NMR Contrast Agents: Potential Oral and Intravenous Agents. 68th Scient. Ass. and Ann. Meet. of the RSNA, Nov 28-Dec 3, 1982, Chicago, Ill.

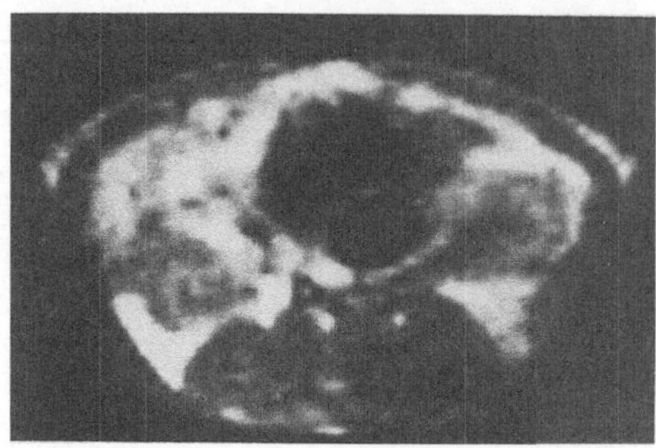 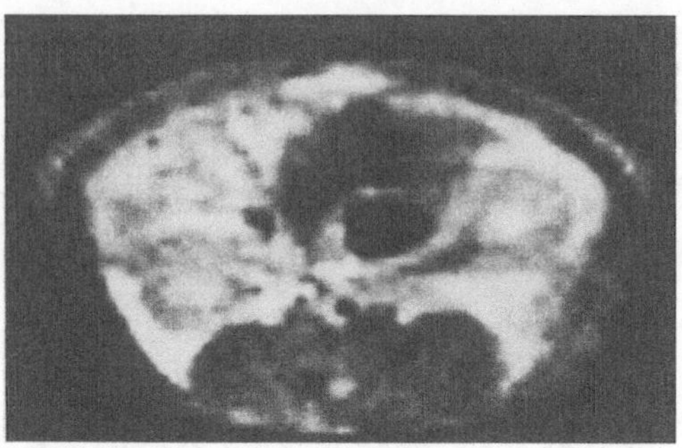

a
b

Abb. 1 a, b. a Transversalschnitt durch das Abdomen einer Ratte mit Darstellung der Nieren vor Kontrastmittelgabe (BRASCH); b Transversalschnitt durch das Abdomen einer Ratte mit Darstellung des Nierenhohlraumsystems nach Kontrastmittelgabe (BRASCH)

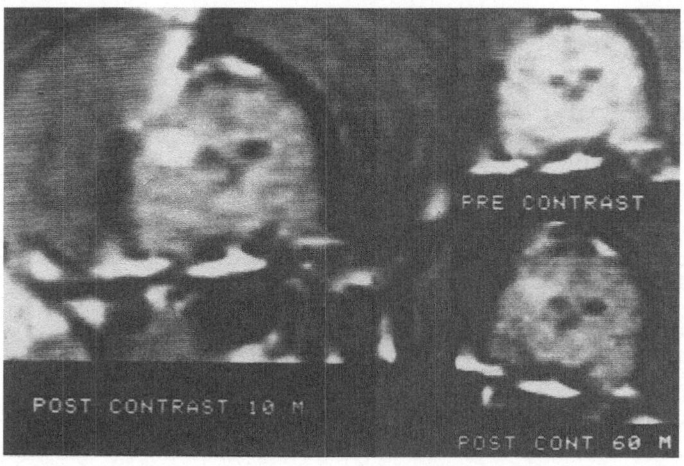

Abb. 2. Coronarschnitt durch das Hirn eines Hundes nach Setzung eines Abszesses vor und nach KM-Gabe (BRASCH)

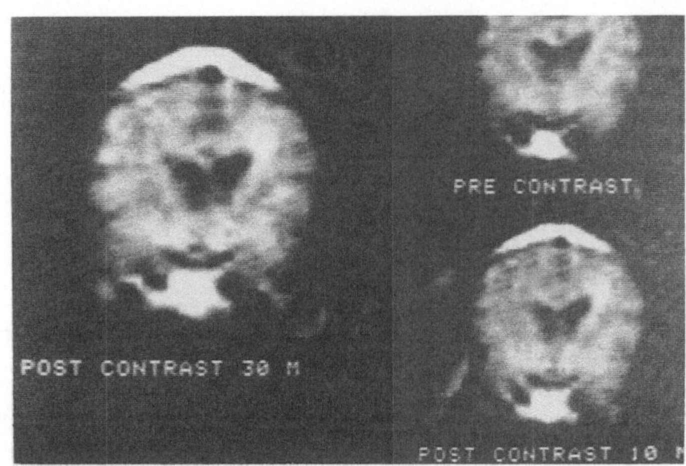

Abb. 3. Coronarschnitt durch das Hirn eines Hundes mit umschriebener strahlen-induzierter (1o,o Gy) Nekrose vor und nach KM-Gabe (BRASCH)

Das Diasonics NMR-Gerät
(Entwicklung und Untersuchungen zusammen mit der
University of California, San Francisco)

H. SCHAAF

Das Entwicklungs- und Forschungsprogramm für unsere Diasonics NMR-Anlage
beruht auf einer Zusammenarbeit mit der University of California, San Francisco (UCSF). Dieses Programm ist ein Zusammenschluß von Resourcen und
Erfahrungen beider Partner. Die Arbeit der UCSF an NMR besteht zwischenzeitlich seit 7 Jahren und begann 1975 unter der Leitung von Herrn Prof. A.
Margulis, Prof. L. Kaufman und Dr. L. Crooks, die ein multi-disziplinäres
Team von Physikern, Mathematikern, Computer-Spezialisten und Ärzten leiten
und dies auch weiterhin tun werden. Es darf festgestellt werden, daß diese NMR-
Anlage die einzige ist, welche in einer radiologischen Abteilung entwickelt wurde
und weiterhin unter dem direkten Einfluß dieser Gruppe stehen wird. Die Anlage
ist in ihrer jetzigen Konfiguration seit über 12 Monaten im klinisch wissenschaft-
lichen Einsatz. Klinische Anforderungen werden deshalb aufgrund des bestimmen-
den Einflußes der Ärzte auch in Zukunft Priorität 1 bei der Weiter-Entwicklung
der Anlage sein. Das Ziel des Programmes kann wie folgt zusammengefaßt werden:
eine Maschine zur Verfügung stellen, die den Anforderungen der täglichen klinischen Routine gerecht wird.

Für Diasonics stellt NMR eine selbstverständliche Fortsetzung der Arbeit auf
der technologischen Basis eines Unternehmens für bilddarstellende Systeme in
der Medizin und eines Computer-Unternehmens dar und ebenso eine natürliche
Erweiterung der Produktpalette. Unser NMR Imaging System in der UCSF enthält die Technologie, von der wir sagen können, daß sie NMR klinisch anwendbar
macht. NMR hat eine Größenordnung mit enormen klinischen Potential erreicht.
Es ist nicht mehr vermessen zu sagen NMR offeriert die Kontrastauflösung der
Nuklearmedizin gemeinsam mit der räumlichen Auflösung von Röntgen-CT.

Um diese Möglichkeiten zu erreichen, wurde das Diasonics Gerät so ausgelegt,
daß es die diagnostischen Erwartungen der Zukunft erfüllen wird. Der erste
Schritt ist die Anwendung eines supraleitenden Magneten von 3,5 kG. Es wird
allgemein festgestellt, daß die Feldstärke und Stabilität eines supraleitenden
Magneten eine bessere Bildqualität erreicht als dies allgemein mit einem normal
leitenden Magneten der Fall ist.

Eine bedeutende Eigenschaft dieser Technologie ist die Möglichkeit, Bilder mit
hohem Kontrast zwischen normalem Gewebe und angrenzendem pathologischem
Gewebe zu erreichen. Ein NMR Bild hängt von vier Parametern ab: Protonen-
Dichte, T1, T2 und dem Fluß. Der Einfluß dieser vier Parameter wird in den
Bildern direkt als Kontrastunterschied dargestellt, d.h. der Einfluß dieser bildbe-
stimmenden Parameter ist der medizinischen Diagnose ohne mathematischen Um-
weg direkt zugänglich. Wir sind sicher, daß unser Spin-Echo-Verfahren zu einer
vorzüglich klinisch anwendbaren Methode geworden ist. Mit Spin-Echo können
wir unabhängig T1 und T2 Kontrast in einem untersuchten Bereich variieren. Wir
haben festgestellt, daß diese Eigenschaft von Vorteil ist, da wir pathologische

Gewebsveränderungen sowohl mit T1 als auch T2 gefunden haben, Lesionen, die
T1 Kontrast und einen geringen T2 Kontrast aufweisen aber ebenso Gewebsveränderungen mit T2 und einem geringen T1 Kontrast. Mit Spin-Echo-Verfahren
produzieren wir simultan zwei Bilder von jedem Querschnitt. Von jedem Pixel
dieser Bilder können wir T2 Werte berechnen, ebenso sind aus der Pulsfolge
für jedes Pixel die T1 Werte zu ermitteln. Dadurch sind wir in der Lage, mit
einem Untersuchungsvorgang sowohl T1 als auch T2 Informationen zu erhalten.
Dies alles ist wiederum bei hoher räumlicher Auflösung möglich. Die Daten
werden mit einer 128 x 128 Matrix aufgenommen und mit einer 256 x 256 Matrix
dargestellt. Zur Darstellung des Kopfes und von Weichteilgeweben kann seit kurzem eine Verbesserung der Auflösung auf 0,8 mm von bisher 1,7 mm angegeben
werden, die sicher besser ist als die eines Röntgen-CT Scanners.

Untersuchungszeiten, die klinisch praktikabel sind und ein hoher Patientendurch-
lauf ist eine typische Charakteristik unserer NMR-Anlage. Normalerweise wird
eine Imaging Zeit von einigen Minuten zur Entwicklung eines hochqualitativen
NMR Bildes veranschlagt. Um NMR klinisch einsetzbar zu machen ist es notwendig, mehrere Bildschnitte simultan zu erzeugen. Mit unserem sehr schnellen
magnetischen Feldgradienten System und Maschinensequenz können wir 15 Bilder
in 6,5 Minuten erzeugen. Dies stellt eine Durchschnittszeit pro Bild von 26 Sekunden dar und ist somit schneller als ein CT Scanner. Multislice Imaging ist die
schnellste Möglichkeit einen NMR Imager zu fahren. Es ist die schnellste aller
bisherigen Image-Techniken.

Ein Bereich, der von größter Bedeutung ist, ist die Computeranlage selbst. Die
Anforderungen eines NMR Computers sind zwischenzeitlich größer als die des
CT Computers. Dies hat zwei Gründe: 1) Ein NMR Bild hängt von 4 Parametern
ab, wie angeführt. Mehrfach-Bilddarstellungen und deren Berechnungen sind für
jeden Schnitt nötig. 2) Effizientes Imaging fordert, daß mehrere Querschnitte
simultan dargestellt werden. Um dies zu erreichen, haben wir ein Computer-
system entwickelt, das sowohl für high-speed-image Prozessing und unabhängige
Bildwiedergabe Möglichkeiten hat. Der Diasonics Computer ist selbstverständlich
flexibel genug, technische Änderungen in der Zukunft.zu akzeptieren.

Die diagnostische Möglichkeit unserer Anlage hat beeindruckende klinische Ergebnisse gezeigt. Zwischenzeitlich wurden 250 Patienten in UCSF untersucht.
In vergleichenden Studien mit Röntgen-CT wurden 68 Patienten mit einem weiten
Spektrum von Hirnerkrankungen untersucht. Die Ergebnisse der NMR-Anlage
waren – um es einfach auszudrücken – in 19 von 68 Fällen besser, im besonderen
bei der Beurteilung von demyelinisierenden Erkrankungen oder wo die Lesionen
beim CT durch Artefakte schwer erkennbar waren. Der einzige Bereich wo CT
besser war als NMR war bei der Darstellung geringer Verkalkungen oder bei
Gesichtsschädelverletzung. NMR ist empfindlich in der Registrierung von normalen und abnormalen vaskulären Strukturen. Die Ermittlung des gesamten Zu-
kunftspotential des NMR und seine Rolle im Vergleich zum CT hat in seiner Ermittlung erst jetzt begonnen. Diasonics, gemeinsam mit UCSF und unseren
anderen Partnern in Kliniken freuen sich auf eine weitere gemeinsame Arbeit an
dieser neuen begeisternden Untersuchungsmethode.

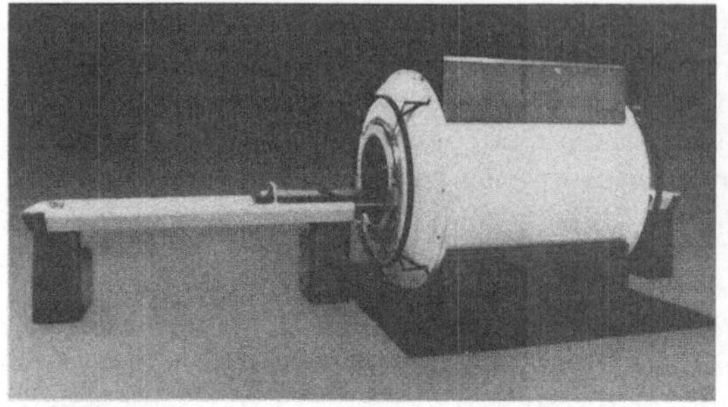

Abb. 1. Diasonics NMR-Anlage

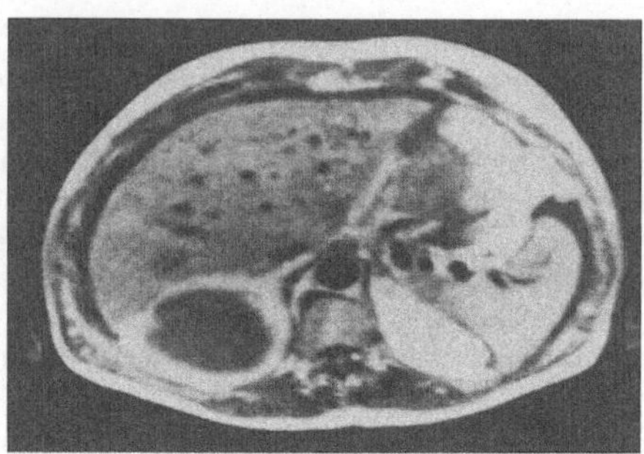

Abb. 2. Nierencyste

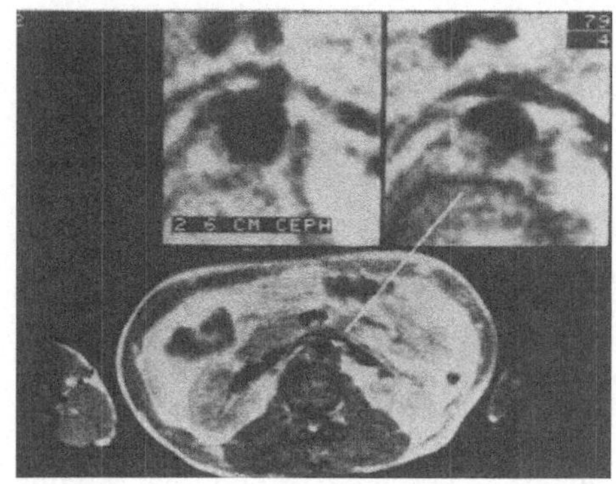

3

4

Abb. 3. Plaque in der Aorta

Abb. 4. Lebermetastasen. Vergleich von Spin-Echo und Inversion Recovery

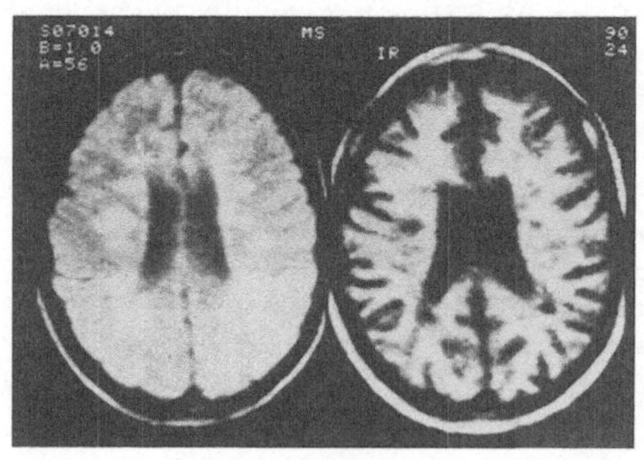

5

6

Abb. 5. MS mit Spin-Echo und Inversion Recovery

Abb. 6. 15 Bilder simultan in 6,5 Minuten

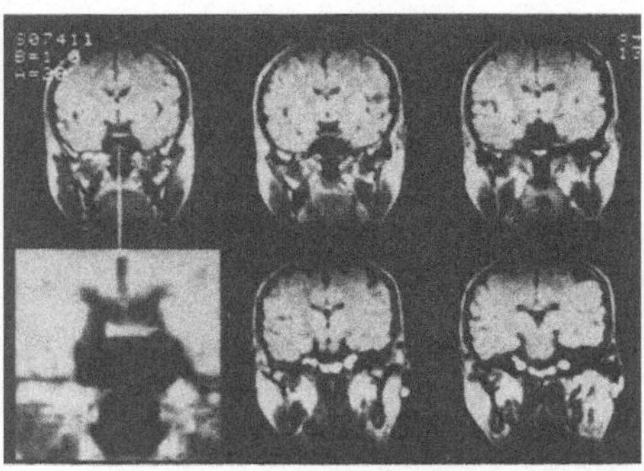

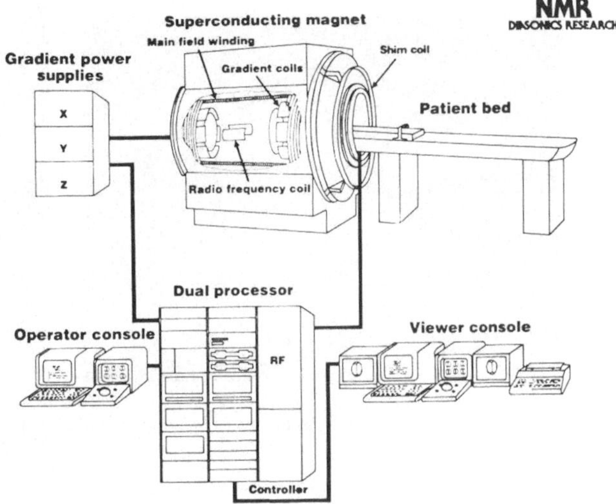

Abb. 7. Coronar-Schnitte

Abb. 8. Block-Schema der Diasonics NMR-Anlage

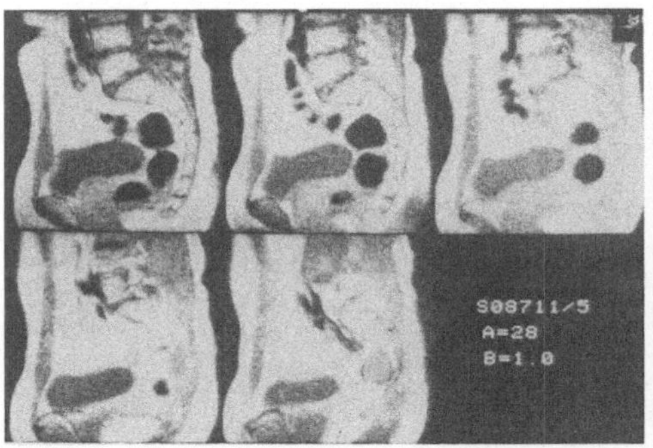

Abb. 9. Abdom., Sagittal-Schnitte

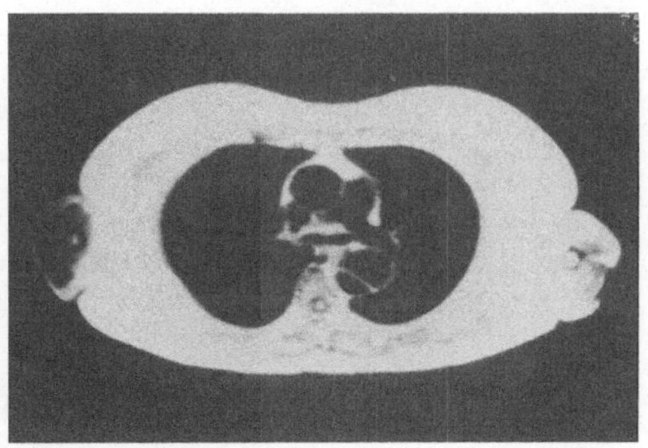

Abb. 1o. Aortenaneurysma

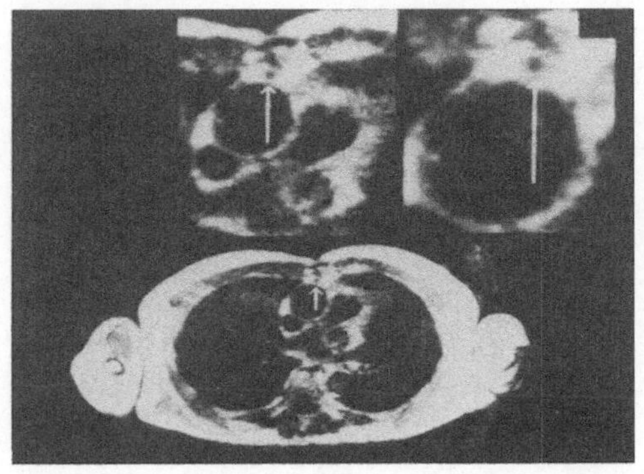

Abb. 11. Coronar Arterie, By-Pass Graft

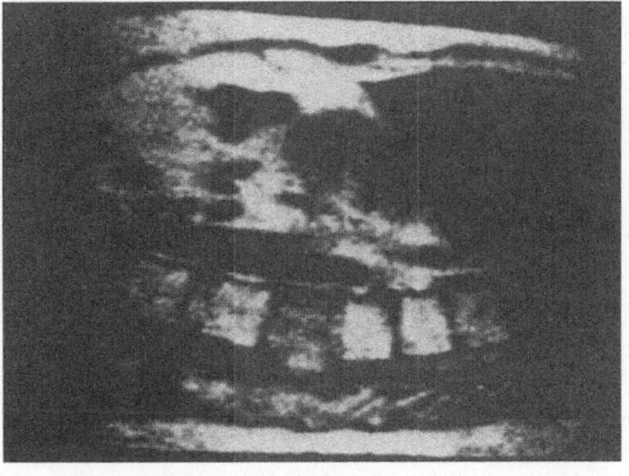

Abb. 12. Knochen-Tumor

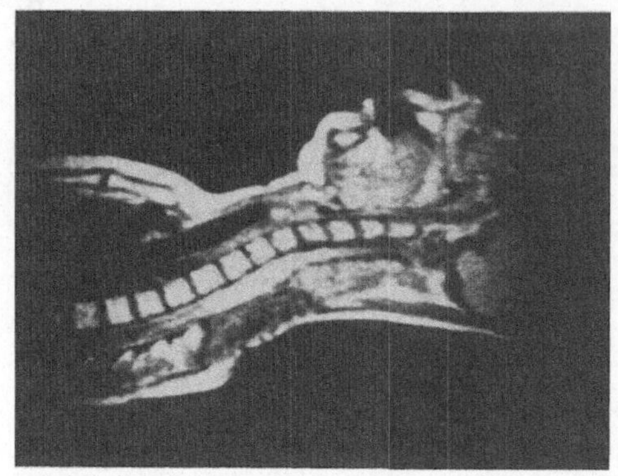

Abb. 13. Spinal Cord Tumor

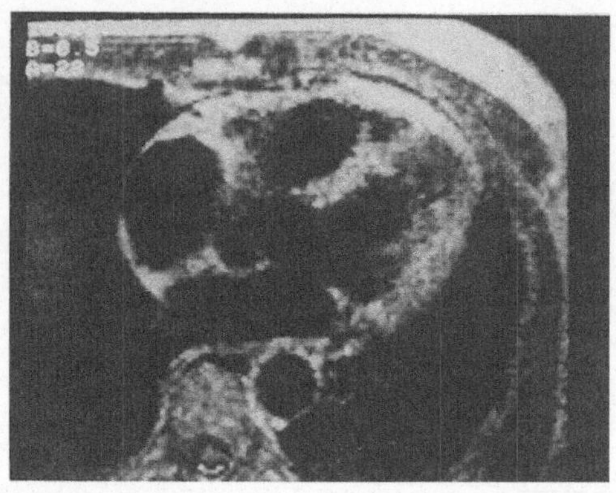

Abb. 14. Herz, getriggert

Neuroradiology

A Neuropathological Approach

By R. Kautzky, K. J. Zülch, S. Wende, A. Tänzer

Translated from the German edition by W. M. Boehm

1982. 251 figures. XII, 324 pages
Cloth DM 242,–
ISBN 3-540-10934-X

Contents: Intracranial Pressure and Mass Displacements of the Intracranial Contents. – Special Neuropathology-Morphology and Biology of the Space-Occupying and Atrophic Processes with Their Related Neuroradiological Changes. – Cerebral Angiography. – Pneumoencephalography. – Myelography. – Spinal Angiography. – Discography. – Ossovenography and Epidural Venography. – References. – Subject Index..

The favorable reviews and warm reception which this book received in the Germanspeaking world stimulated the authors to have the book translated into English. The basic approach and organization of the first edition have been retained, but the text has been improved and many new illustrations added. New techniques such as angiography of the orbita, spinal angiography, discography, and ossovenography have been incorporated, while techniques which have since become outdated were omitted. Computed tomography is considered only with respect to indication, since the authors felt a wider discussion of this technique unnecessary in view of the larger number of books which have already devoted to the subject.
In spite of the increased use of computed tomography, the authors feel that the basic methods of neuroradiology will continue to play a necessary role in diagnosis. They see the explanation of pathological changes by the correlation of neuroradiological pictures with neuropathological processes as being the particular value of this book. Only with this approach is an understanding of neuroradiological diagnosis possible.
This translation, prepared by the neurosurgeons W. M. Boehm in collaboration with V. B. Kellet, will prove a valuabe aid to all physicians and surgeons with an interest in neuroradiologic diagnosis.

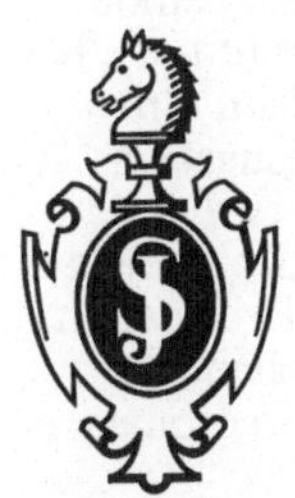

Springer-Verlag
Berlin
Heidelberg
New York
Tokyo

Computed Tomography in Intracranial Tumors

Differential Diagnosis and Clinical Aspects

Editors: E. Kazner, S. Wende, T. Grumme, W. Lanksch, O. Stochdorph

Authors: G. B. Bradač, U. Büll, R. Fahlbusch, T. Grumme, E. Kazner, K. Kretzschmar, W. Lanksch, W. Meese, J. Schramm, H. Steinhoff, O. Stochdorph, S. Wende

Translated from the German edition by F. C. Dougherty

1982. 693 figures. XI, 548 pages
Cloth DM 448,–
ISBN 3-540-10815-7

Contents: Introduction. – Classification of Intracranial Tumors. – Technique of CT Examination. – Computed Tomography in Brain Tumors. – Computed Tomography in Processes at the Base of the Skull and in the Skull Vault. – Computed Tomography in Nonneoplastic Space-Occupying Intracranial Lesions. – Cumputed Tomography in Orbital Lesions. – Effect of Computed Tomography on Diagnosis of Neurological Disease. – References. – Subject Index.

This textbook and atlas is the first comprehensive presentation of the clinical use of computer tomography in diagnosing intracranial tumors, based on CT studies of more than 5000 patients with verified space-occupying lesions and orbital diseases.

In hundreds of computer tomograms the authors demonstrate not only the most common types of brain tumors, but also rare histologic entities and atypical sites. Plain film radiographs, angiograms and post mortem investigations complement the CT studies in selected instances. Each histological tumor group is described individually, using a system related to the new WHO brain tumor classification. Separate chapters are devoted to processes involving the base of the skull and the skull vault, as well as to orbital lesions causing proptosis.

All non-neoplastic, space occupying intracranial lesions are covered to aid in different diagnosis, including inflammatory diseases, acute demyelinating processes, granulomas, cysts, parasites, hemorrhages, vascular anomalies and brain infarctions.

The vast wealth of information provided in this work will make it of vital interest to neuroradiologists, neurosurgeons, neuropathologists, neurologists, ophthalmologists, otologists, psychiatrists, pediatricians, and internists.

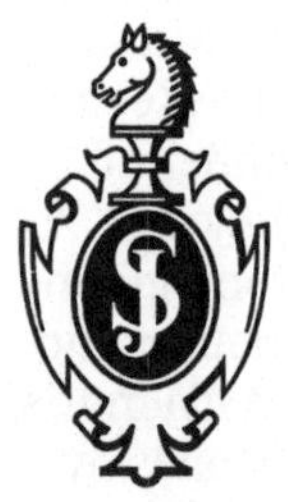

Springer-Verlag
Berlin
Heidelberg
New York
Tokyo